JN121729

柔道整復師国家試験対策
でるポとでる問

増補改訂第2版

【中巻】 柔道整復理論
包帯固定学
関係法規
柔道

小笠原史明、井手貴治
桑野幸仁、中嶋真司
早川雅成、阿部浩明
馬場泰行、尾藤何時夢 他・著

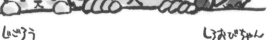

むじろう　しおびちゃん

Round Flat

増補改訂第2版　はじめに

　柔道整復師になる全ての人が知っていなければならないことを問う必修問題30問が2004年から導入されましたが、必修問題30問では実力を適正に評価できない恐れがあるため、第28回国家試験より必修問題が50問に増えることになります。

　必修問題の出題範囲は、「柔道整復施術の基礎」、「保険診療に関する知識」、「関係法規に関する知識」となります。合否判定は必修問題も一般問題も現行通りとなるでしょう。

　「柔道整復師国家試験出題基準2020年版」では、今までなかった「柔道整復師と柔道」、「包帯法」が追加されています。本書では、柔道、包帯法、医療法等を新たに掲載し、「柔道整復学理論編第6版」に準拠して改訂しました。皆さんのお役に立つことができれば幸いです。

　最後に、本書が出版できたのは、多くの先生方をはじめとして出版に関わる方々のご協力があってのことと、深く感謝申し上げます。

2019年12月吉日

小笠原 敏明

本書の活用法

国家試験にでるポイント

国家試験に出題されている内容の要点を短くまとめています。

国家試験に出題されているキーワードや重要語句は赤字にしてあります。赤シートを利用して、繰り返し学習できるようになっています。

十分に理解し、記憶に定着したらチェックボックスにチェックを入れましょう。

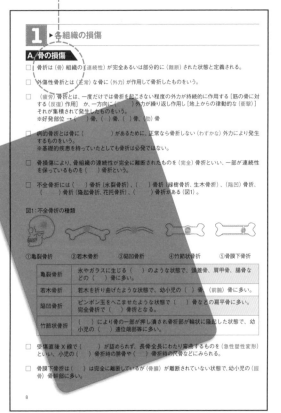

国家試験にでる問題

国家試験の過去問題を参考に作成したオリジナルの正誤問題です。

ポイント整理で要点を確認した後で、解答と解説を赤シートで隠して問題にチャレンジしてみましょう。

十分に理解し、記憶に定着したらチェックボックスにチェックを入れましょう。

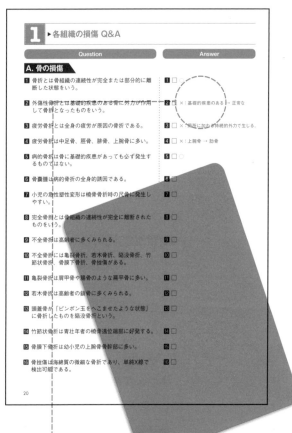

CONTENTS [目次]

柔道整復師国家試験対策
でるポとでる問
【中巻】柔道整復理論・包帯固定学・関係法規・柔道

【執筆者一覧】(五十音順)

阿部　浩明
新潟柔整専門学校
修士 (医科学)、柔道整復師

荒木　誠一
帝京平成大学　健康医療スポーツ学部　准教授
修士 (情報学)、柔道整復師

井手　貴治
東亜大学　教授
歯科医師

大平　太郎
長崎医療こども専門学校　柔道整復師学科
柔道整復師

大森　正之
学校法人新潟医療学園　新潟柔整専門学校
専務理事

小笠原　史明
新潟柔整専門学校　学科長
柔道整復師、鍼灸師

片岡　彩子
博士 (薬学)

北　道従
関西健康科学専門学校
柔道整復師、鍼灸師

桑野　幸仁
九州医療スポーツ専門学校　柔道整復学科　学科長
柔道整復師

小島　一政
東海医療科学専門学校
柔道整復師

鈴木　美波
帝京平成大学　健康医療スポーツ学部　助教
修士 (情報学)、柔道整復師

中嶋　真司
長崎医療こども専門学校　柔道整復師学科　学科長
柔道整復師、鍼灸師

中村　あすか
柔道整復師

成田　昌健
新潟柔整専門学校
柔道整復師

西山　幸吉
新潟柔整専門学校
柔道整復師、鍼灸師

馬場　泰行
長崎医療こども専門学校　柔道整復師学科
柔道整復師、鍼灸師

早川　雅成
新潟柔整専門学校　副学科長
柔道整復師、鍼灸師

尾藤　何時夢
東亜大学　教授
修士 (医科学)、柔道整復師

平林　弘道
東亜大学　非常勤講師
柔道整復師、ケアマネージャー

伏見　直哉
長崎医療こども専門学校　柔道整復師学科
副学科長
柔道整復師

水嶋　章陽
学校法人国際学園　九州医療スポーツ専門学校
理事長
柔道整復師

山崎　悟
長崎医療こども専門学校　柔道整復師学科
柔道整復師

山崎　由紀也
新潟柔整専門学校
柔道整復師、鍼灸師

米田　伸一
こころ医療福祉専門学校　柔道整復学科
柔道整復師、講道館柔道六段

イラスト　植木　美恵

柔整国試 でるポとでる問

PART 1　柔道整復理論(総論)

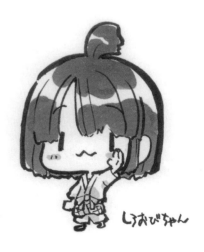

しおびちゃん

1 ▶各組織の損傷

骨の損傷

☐ 骨折は（骨）組織の（連続性）が完全あるいは部分的に（離断）された状態と定義される。

☐ 外傷性骨折とは（正常）な骨に（外力）が作用して骨折したものをいう。

☐ （疲労）骨折とは、一度だけでは骨折を起こさない程度の外力が持続的に作用する［筋の骨に対する（反復）作用］か、一方向に（衝撃性）外力が繰り返し作用し［地上からの律動的な（衝撃）］それが集積されて発生したものをいう。
　※好発部位 →（中足）骨、（脛）骨、（腓）骨、（肋）骨

☐ 病的骨折とは骨に（基礎的疾患）があるために、正常なら骨折しない（わずかな）外力により発生するものをいう。
　※基礎的疾患を持っていたとしても骨折は必発ではない。

☐ 骨損傷により、骨組織の連続性が完全に離断されたものを（完全）骨折といい、一部が連続性を保っているものを（不全）骨折という。

☐ 不全骨折には（亀裂）骨折（氷裂骨折）、（若木）骨折（緑樹骨折、生木骨折）、（陥凹）骨折、（竹節状）骨折（隆起骨折、花托骨折）、（骨膜下）骨折がある（図1-1）。

図1-1：不全骨折の種類

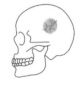 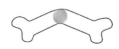 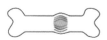 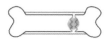

①亀裂骨折　　②若木骨折　　③陥凹骨折　　④竹節状骨折　　⑤骨膜下骨折

亀裂骨折	氷やガラスに生じる（ヒビ）のような状態で、頭蓋骨、肩甲骨、腸骨などの（扁平）骨に多い。
若木骨折	若木を折り曲げたような状態で、幼小児の（鎖）骨、（前腕）骨に多い。
陥凹骨折	ピンポン玉をへこませたような状態で（頭蓋）骨などの扁平骨に多い。完全骨折で（陥没）骨折となる。
竹節状骨折	（軸圧）により骨の一部が押し潰され骨折部が輪状に隆起した状態で、幼小児の（橈骨）遠位端部等に多い。

☐ 受傷直後Ｘ線で（骨折線）が認められず、長骨全長にわたり彎曲するものを（急性塑性変形）といい、小児の（脛骨）骨折時の腓骨や（橈骨）骨折時の尺骨などにみられる。

☐ 骨膜下骨折は（骨質）は完全に離断しているが（骨膜）が離断されていない状態で、幼小児の（脛骨）骨幹部に多い。

□ 骨挫傷は（海綿質）の微細な骨折をいい、単純X線や（CT）での検出はできないが、（MRI）では検出可能である。

□ 骨折は（骨折線）の方向により、以下のように分類される。

（横）骨折	骨折線が骨長軸に対し直角または垂直に走るもの。
（縦）骨折	骨折線が骨長軸に対し平行に走るもの。
（斜）骨折	骨折線が骨長軸に対し斜めに走るもの。
（螺旋状）骨折	骨折線が骨長軸に対し螺旋状に走るもの。

図1-2：骨折の種類

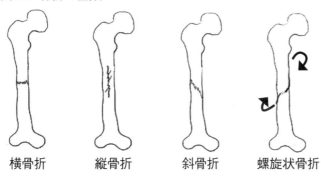

横骨折　　　縦骨折　　　斜骨折　　螺旋状骨折

□ 複合骨折には、骨片骨折［（T, V, Y）字状骨折を含む］や（粉砕）骨折がある。

□ 骨片骨折は上腕骨・大腿骨遠位端部、（高齢者）の骨折に多く、粉砕骨折は（強大な）外力で発生する。

□ 骨折は骨折の（数）によって、以下のように分類される。

（単数）骨折	1本の骨が1カ所で骨折するもの。（単発）骨折ともいう。
（複数）骨折	1本の骨が2カ所で骨折するもの。（二重）骨折ともいう。
（重複）骨折	1本の骨が3カ所以上で骨折するもの。
（多発）骨折	2本以上の骨が同時に骨折するもの。

□ 創部と骨折部に交通のないものを閉鎖性骨折といい、（皮下）骨折、（単純）骨折、非開放性骨折ともよばれる。

□ 創部と骨折部に交通のあるものを開放性骨折といい、（複雑）骨折ともよばれる。本症は、（細菌感染）の危険があるため、受傷後（6〜8）時間内（ゴールデンアワー；golden hour）に適切な処置が必要である。

□ 外力が直接働いた部位［（直達）外力］で骨折したものを（直達）性骨折といい、外力が他の部位に誘導されて離れた部位［（介達）外力］で骨折したものを（介達）性骨折という。

□ 介達性骨折には、自家筋力によるゴルフの（肋骨）骨折、野球の（投球）骨折、（腕相撲）骨折なども含まれる。

□ 骨折は外力の働き方により（裂離）骨折、（剥離）骨折、（屈曲）骨折、（圧迫）骨折、（剪断）骨折、（捻転）骨折、（粉砕）骨折、陥没骨折、（破裂）骨折に分類される。

裂離骨折	筋・腱・靱帯などの（牽引力）でその付着部が引き裂かれて発生したもの。
剥離骨折	骨の（衝撃）や（摩擦）により発生したもの。※剥離骨折を裂離骨折と同義とする解釈もある。
屈曲骨折	骨が（屈曲力）の作用を受けて骨折したもので、外力の働き方により（3）型に分類される（下の表参照）。
圧迫骨折	骨が（圧迫）により押し潰され発生。（軸圧）骨折、（圧潰）骨折、（嵌合・咬合・楔合）骨折などがある。 例）（椎体）の圧迫骨折、踵骨骨折、小児の橈骨遠位端部の（竹節状）骨折など。
剪断骨折	骨の長軸に対して垂直方向に滑らせるような力（剪断力）が働いた時に発生し、（横）骨折となる。
捻転骨折	一方が固定され他方に（捻転）する外力や両端に（相反）する捻転力が働いて発生し、（螺旋状）骨折となる。 例）（投球）骨折、（腕相撲）骨折、スキーによる（下腿骨）骨折など。
粉砕骨折	（強大）な外力で発生し、多数の小骨片になる。 （開放性）骨折になることが多い。
陥没骨折	（扁平）骨に発生する。外力を受けた場所が（円形）状に骨折する。 例）（頭蓋骨）骨折、（腸骨）骨折など。
破裂骨折	強い（圧迫力）を受けて破裂粉砕する。（頭蓋骨）、（椎骨）にみられる。

★ 屈曲骨折の分類

第1型	膝に棒を当てて両手で折るような骨折。 三角形の（骨片）を生じる（骨片）骨折となる。
第2型	骨の一側が固定され他側に（屈曲）力が働き骨折する。 骨折線は凸側から始まり固定された側へと走る（斜）骨折となる。
第3型	桶の箍（タガ）を両手で押しながら左右両側を接近させるように（2方向）から外力を受けて、外力を受けていない撓んだ所が弾力性の限界を超えて骨折する。（胸郭）や（骨盤）などの骨輪を形成している部位にみられる。

□ 骨折の一般外傷症状として（疼痛）や、（介達）痛、熱感を伴う（腫脹）、（機能）障害がある。

□ 骨折における自発痛は、骨折部を固定して安静にさせることによって（減少）する。

☐ 介達痛とは、直接患部を刺激せずに、（離れた）部位を刺激して（患部）に生じる痛みである。

☐ 腫脹は骨折時の（出血）により生じ、骨折部にたまり（血腫）を形成する（骨折血腫）。出血が皮下に及ぶと（皮下出血斑）を生じる。

☐ 骨折特有の固有症状には骨折部の（異常可動性）（異常運動）や骨折端が触れ合って生じる（軋轢音）、骨の位置が変わる（転位）とそれに伴う外見上の（変形）がある。

☐ 異常可動性は長骨の（完全）骨折で著明に出現し、（不全）骨折ではみられにくい。

☐ 軋轢音は骨折部に指をあてて（触知）できる程度の音で、（不全）骨折など異常可動性がない場合や骨端線が（離開）している場合、骨折離開に軟部組織が（介在）する場合は認められない。

☐ 骨折時の全身症状には（ショック）や発熱（吸収熱）がある。

☐ ショックの5Pには（顔面蒼白）、（虚脱）、（冷汗）、（脈拍触知不可）、（呼吸不全）がある。

☐ 骨折の合併症には、骨折時に生じる（併発症）（狭義の合併症）、骨折治療の経過中に生じる（続発症）、治療後も残る（後遺症）がある。

★骨折併発症の例
1）開放骨折 → 細菌感染による（化膿性骨髄炎）
2）骨盤骨折 →（尿道）・（膀胱）・直腸壁の損傷
3）下腿骨骨折 →（腓骨神経）損傷

☐ 骨折の続発症には、外傷性（皮下気腫）、（脂肪塞栓）症候群、仮骨の軟化・再骨折、遷延癒合、（コンパートメント）症候群、（長期臥床）による続発症がある。

☐ 外傷性皮下気腫は（肋骨）骨折などにより（空気）が肺から皮下組織内に侵入したもので、触診で（握雪音）（捻髪音）を認める。

☐ 脂肪塞栓症候群は受傷後（1〜3日）間に起こり、皮膚の（点状出血）や（肺塞栓）による呼吸困難、（脳塞栓）による意識障害などがみられる。（多発）骨折などでみられ、（死亡率）も高い。

☐ コンパートメント症候群は、骨折などにより骨、筋膜、骨間膜に囲まれた領域（コンパートメント）の組織内圧が（上昇）し、（循環）障害や（神経）麻痺を起こすものである。

☐ 長期臥床による続発症には、沈下性肺炎、褥瘡、（深部静脈血栓症）、（筋萎縮）、（尿路）感染症、認知症などがある。

☐ 骨折の後遺症には、骨折部分での（過剰仮骨）形成や、（偽関節）、（変形）治癒、骨（萎縮）、（阻血性）骨壊死、（関節運動）障害、外傷性（骨化性筋炎）、（フォルクマン）拘縮などがある。

☐ 過剰仮骨※形成は（関節）付近の骨に起こりやすく、（関節運動）障害や神経や血管の圧迫による（神経）損傷や（循環）障害の原因となる。（粉砕）骨折や、（大血腫）の存在、骨膜の広範な（剥離）、早期・過剰に行われた（後療法）などが発生原因となる。
　※仮骨とは、骨折部で形成される新しく不完全な骨組織である。

☐ 偽関節は骨折部の（骨癒合機序）が完全に停止したもので、ほとんどが（観血療法）の適応となる。（粉砕）骨折による骨の欠損や骨折端間に軟部組織が（介在）すること、（血行不良）部での骨折（栄養）障害などが原因となる。また、（固定）状態の不良や（固定期間）が短いこと、牽引療法での過度の（牽引）なども関与する。

☐ ズデック骨萎縮は急性に発症する疼痛を伴う骨萎縮で、（四肢末梢）部に起こりやすく、（反射性交感神経性ジストロフィー）の一病態とされ、小動脈の（血管攣縮）によるものと考えられており、他に（心因性因子）も関係していると考えられている。

☐ 阻血性骨壊死は骨折により骨片への（血液供給）が遮断され、骨片が（壊死）するものである。（大腿骨頸部）骨折、手の（舟状骨）骨折、（距骨）骨折などに発生しやすい。

☐ 骨折後遺症の関節障害には（関節強直）や（関節拘縮）がある。

☐ 関節強直は、構成骨や関節面の（癒着）により関節可動域が制限されるもので、関節拘縮は、関節面の（癒着）はないが、関節構成組織以外の（軟部組織）の萎縮・収縮などにより関節可動域が制限されるものである。

☐ 外傷性骨化性筋炎は（筋）組織の（骨化）現象であり、筋組織内や骨膜外などに貯留した（血腫）が原因となる。

☐ フォルクマン拘縮は（阻血性）拘縮ともいい、外傷による前腕筋の阻血性（循環障害）である。小児の（上腕骨顆上）骨折に最も多く、受傷後（24時間）以内に前腕に強い（浮腫）、（自発痛）、蒼白、脈拍消失、運動・感覚（麻痺）などの阻血症状（5P徴候）がみられる。

☐ 小児の骨折では、（骨膜）が温存されることが多く、（血行）も豊富であるため、成人に比べ骨癒合期間が（短く）、骨癒合も（良好）で（偽関節）を生じることは少ない。

☐ 小児の骨は柔軟性があるため（粉砕）骨折は少なく、特徴的な（若木）骨折や（竹節状）骨折がみられる。

☐ 小児では成人の骨に比べて強度が（弱い）骨端線［（成長軟骨）］が損傷されると、程度により（成長障害）を起こすことがある。骨端成長軟骨板の損傷は（ソルター・ハリス）により（5）型に分類されている（図1-3）。（Ⅰ～Ⅲ）型は適切な整復が行われれば成長障害は残さないが、（Ⅳ・Ⅴ）型は成長障害を残しやすい。

☐ 小児は（骨リモデリング）が成人よりも盛んであるため、転位が生じた場合でも自家矯正※の能力は成人より（高い）。
※生理的な骨リモデリングにより、自然に骨組織が正常に戻っていくこと。

☐ 小児では、（骨端）に近い骨折や、（関節運動）の方向に一致した転位ほど骨折の自家矯正が起こりやすいが、（捻転）転位や骨片の転位した関節内骨折では自家矯正は期待できない。

☐ 小児の骨折治療では、（保存療法）が原則である。固定による（関節拘縮）は成人に比べ短期間に回復する。

☐ 高齢者の骨折は橈骨遠位端骨折、（上腕骨外科頸）骨折、（大腿部頸部）骨折、胸腰椎椎体圧迫骨折など（海綿質）の多い部位に好発する。

□ 高齢者の骨折治療では、強固・長期的な固定は（関節拘縮）などの機能障害を起こしやすくなる。一方、軽い、短期的な固定は（変形）を生じやすい。また、全身の機能低下を防ぐため、できるだけ早く（離床）させるよう努める。

□ 骨折の癒合日数には（グルトの骨癒合日数）を基準にする。

□ 骨折は、（炎症）期（血腫形成）→（仮骨形成）期 →（仮骨硬化）期 →（リモデリング）期を経て治癒に向かう。

□ 骨癒合は、両骨骨端が（血腫）内にある場合や骨折部に（圧迫力）がかかる場合、（細菌感染）がない場合などに起こりやすい。一方、骨折端の（血腫）が消失している場合や、骨片の（血流）が悪い場合、骨折端が広く（離開）している場合、骨折部に（屈曲力）、牽引力、回転力、剪力がかかっている場合、高度の（粉砕）骨折の場合などは骨癒合が起こりにくい。

グルトの骨癒合日数	
①中手骨	2週間
②肋骨	3週間
③鎖骨	4週間
④前腕骨	5週間
⑤腓骨	5週間
⑥上腕骨骨幹部	6週間
⑦脛骨	7週間
⑧下腿両骨	8週間
⑨大腿骨骨幹部	8週間
⑩大腿骨頸部	12週間

図1-3：骨端成長軟骨板損傷の分類

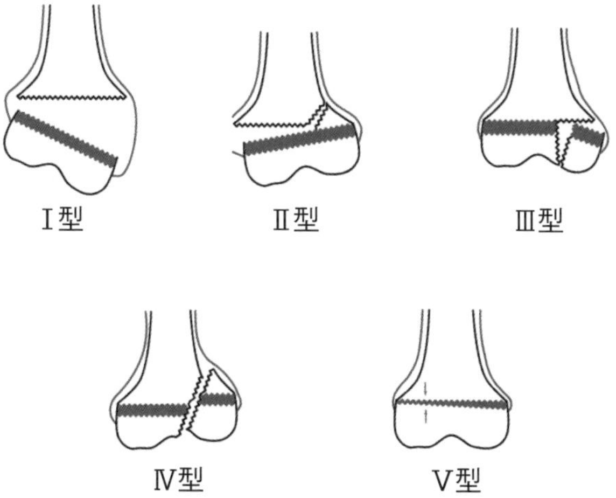

Ⅰ型　Ⅱ型　Ⅲ型

Ⅳ型　Ⅴ型

MEMO

関節の損傷

- 関節損傷は瞬発的な力により発症する（急性）のものと損傷と認知できないような力が反復・蓄積して生じる（亜急性）のものがあり、（直達）外力や（介達）外力により生じる。損傷部と創部の交通の有無により（閉鎖性）と（開放性）に分けられ、経過により約数日以内の（新鮮）関節損傷と数週間経過した（陳旧性）関節損傷に分類される。

- 捻挫・脱臼による関節損傷の類症として（関節リウマチ）や（代謝性）疾患、（細菌感染）、（腫瘍）等があり、鑑別診断が必要である。

- 靭帯と関節包損傷は、（損傷の程度）により第Ⅰ度から第Ⅲ度に分類される。

第Ⅰ度	靭帯線維の（微小）損傷。 （圧痛）、（機能障害）は軽く、（不安定性）は認められない。
第Ⅱ度	靭帯の（部分断裂）であり、機能障害も認められる。 不安定性は（軽度）から（中等度）にみられる。
第Ⅲ度	靭帯の（完全断裂）であり、機能障害も高度である。 不安定性は（著明）にみられる。

- 関節軟骨損傷は（骨損傷）合併の有無により分類され、（圧迫）骨折、（骨軟骨）骨折、（裂離）骨折などを合併する場合、初期段階で病態の判断が可能である。

- 脱臼とは、「関節を構成している関節端が（解剖学的）状態から（完全）または（不完全）に転位して、関節面の（生理的相対関係）が失われている状態」と定義され、（外傷性）、（先天性）、（病的）脱臼などがある。

- 外傷性脱臼は（関節包外）脱臼であるが、例外として（顎関節）脱臼、（股関節中心性）脱臼は関節包内脱臼である。外傷を受ける機会の多い（青壮年男子）に多く、（顎関節）脱臼を除き女性の（4〜5）倍に及ぶ。

- 外傷性脱臼は（肩関節）に多発し、（肘）、（顎）、（肩鎖）関節がこれに次ぐ。

- 病的脱臼は、関節を制御する筋の麻痺による（麻痺性）脱臼、炎症性滲出液による関節包の拡張をきたす（拡張性）脱臼、関節包や関節体の破壊による（破壊性）脱臼に分けられる。

- 麻痺性脱臼は片麻痺患者の（肩関節）脱臼などがあり、拡張性脱臼は急性化膿性（股関節炎）や股関節（結核）などで生じる。また、破壊性脱臼には関節リウマチによる（手指）の脱臼などがある。

- 脱臼は程度により、関節面が完全にずれ接触がない（完全）脱臼と、部分的な接触を残す（不全）脱臼とに分けられる。

図1-4：完全脱臼と不全脱臼

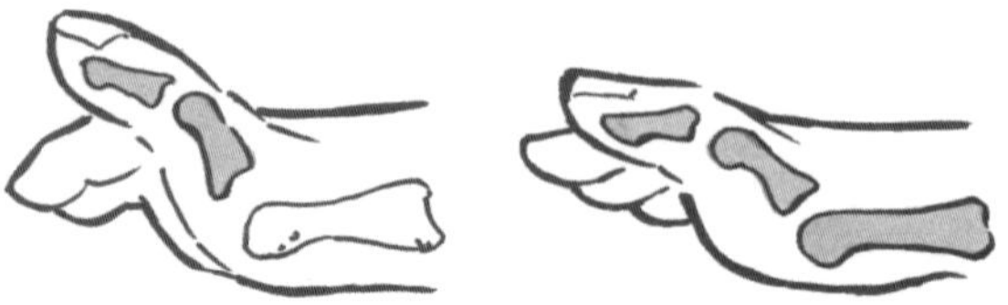

- 1ヵ所の関節で脱臼したものを（単数・単発）脱臼といい、2ヵ所以上の関節が同時に脱臼したものを（多発）脱

臼という。また、1本の骨の中枢と末梢の2ヵ所の関節で脱臼したものを（複数・二重）脱臼という。

□ 脱臼部と創部との交通がない脱臼を（閉鎖性）単純脱臼といい、交通があるものを（開放性）複雑脱臼という。

□ 外力が直接働いた脱臼を（直達性）脱臼といい、（関節包）の損傷や（関節突起）などの骨折を伴うことが多い。一方、外力が他の部位に誘導されて離れた関節で脱臼したものを（介達性）脱臼といい、あくびや抜歯による顎関節脱臼も含まれる。

□ 先天性脱臼は（股関節）に多く、現在では（発育性股関節）脱臼（DDH）と称される。

□ 脱臼後、数日以内のものを（新鮮）脱臼、数週間経過したものを（陳旧性）脱臼と分類する。

□ 外傷後に続発するものを（反復性）脱臼といい、肩関節、顎関節に多く、（初回治療）の中止や（固定期間）不足などで起こりやすい。また、軽微な外力により脱臼を反復するものは（習慣性）脱臼といい、自らの力で脱臼させることができるものを（随意性）脱臼という。

□ 脱臼の症状には（一般外傷）症状と、脱臼の（固有）症状がある。

□ 脱臼の一般外傷症状には（疼痛）、（腫脹）および（関節血腫）、（機能障害）があり、固有症状には他動的な外力により弾力のある抵抗がみられるが、力を緩めると戻る（弾発性固定）、や関節部の（変形）がある。

□ 脱臼による関節部の変形には、（関節軸）の変化※や脱臼関節自体の（変形）、脱臼肢の（長さ）の変化、関節腔の（空虚）および骨頭の位置異常などがある。　※骨頭の方向に転位する。

□ 脱臼の合併症には（骨折）、（血管）や（神経）の損傷、（軟部組織）損傷、（内臓器）損傷などがある。

□ 骨折・脱臼近位部同時発生では（脱臼）から先に整復する。開放性脱臼の場合、（細菌感染）による化膿に注意する。

□ 脱臼では（関節包）や（筋腱、骨片）により整復路が閉鎖されると整復障害が生じ、（掌側板）や（種子骨）の嵌入や（骨折）による整復支点欠損、筋や補強靭帯、関節包の（緊張）、（陳旧性）脱臼なども整復障害の原因となる。

□ 掌側板・種子骨の嵌入は（第1中手指節関節）の脱臼時に好発し、筋腱、骨片による整復路の閉鎖は（第2指MP関節背側）脱臼時や、肘関節脱臼時に合併した（上腕骨内側上顆）骨折時に起こりやすい。

□ 肩関節脱臼時の（上腕骨近位端部）骨折では、骨折により整復支点が欠損する。陳旧性脱臼にはモンテギア骨折時の（橈骨頭）脱臼の見逃しなどがある。

図1-5：前方脱臼と後方脱臼

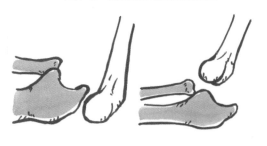

図1-6：上方脱臼と下方脱臼

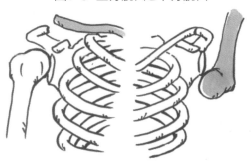

図1-7：側方脱臼

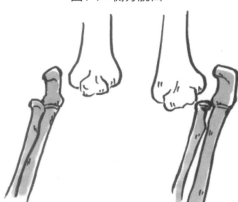

図1-8：中心性脱臼

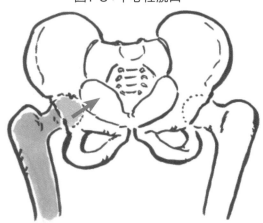

筋の損傷

- ☐ 筋の損傷は、（介達）外力による肉離れ（strain）や（直達）外力による筋打撲（contusion）と定義されることが多い。

- ☐ 筋損傷は筋の収縮力や応力が筋の（強度）を上回った時に生じることが多く、スポーツや就労現場での（加速・減速）期に起こりやすい。

- ☐ 筋損傷には一度の外力により発症する（急性）のものと（疲労）や（筋力低下）を基礎として軽微な力が反復・蓄積して起こる（亜急性）のものがある。

- ☐ 急性外傷性筋損傷は、外力による荷重が組織の（破断強度）を超えたときに発生するものが最も多い。

- ☐ 病的筋損傷は（進行性筋ジストロフィー）、（多発性筋炎）、（脊髄性小児麻痺）、（進行性骨化性筋炎）等にみられる。

- ☐ 筋損傷は、程度により（完全断裂）と（部分断裂）に分類される。
  - ★ 筋損傷の程度による分類

第Ⅰ度	筋線維の（断裂）は認められない。（筋間）損傷が主なもので、筋力や（可動域）制限をきたすことは少ない。

第Ⅱ度	筋線維の（部分断裂）損傷であり、一般的には（肉離れ）と呼ばれる。
第Ⅲ度	筋線維の（完全断裂）であり、筋腹間に（陥凹）が認められる。強い圧痛が出現し、断裂端は縮み（腫瘤）を形成する。（筋収縮）はみられない。

☐ バス（Bass）の分類では、筋線維束の間の結合組織の損傷で、筋線維そのものに損傷をみないが（内出血）を生じるものを（筋間）損傷、部分断裂損傷で（筋線維間）に出血し、その部位に（瘢痕形成）するものを（筋内）損傷と分類している。

☐ 長時間の直達外力による筋損傷では（クラッシュシンドローム）を引き起こし、生命に危険が及ぶこともある。

☐ 筋損傷には、筋線維が正常な（伸長範囲）を越えた場合に生じる肉ばなれや（圧迫力）が働いた結果生じる筋挫傷などがある。重量物を持ち上げた際など大きな負荷に対する（急激な収縮）が起こった場合や、繰り返しの作業で（反復荷重）が加わった場合などに損傷される。また、持続的な（緊張）あるいは（伸長）状態におかれた場合や（激しい運動）が原因となる。

☐ 筋損傷は筋損傷部と創部の交通の有無により（閉鎖性）皮下筋損傷と（開放性）筋損傷に分類される。

☐ 筋損傷は（炎症）期 → （増殖）期 → （成熟）期を経て治癒に向かう。

★ 筋損傷の治癒過程

炎症期	筋線維の変性、壊死に続き炎症細胞が浸潤し壊死組織を（貪食）する。
増殖期	衛星細胞が互いに融合し、多核の筋管細胞が形成され、損傷部が（新生筋線維）により置換される。
成熟期	（神経再支配）がおこり、再生が終了する。

☐ 筋損傷後、瘢痕組織を残して治癒すると（再断裂）の危険がある。また、損傷時の血腫が原因となり（骨化性筋炎）を起こす場合がある。

腱の損傷

☐ 腱の損傷は、アキレス腱や棘上筋腱などに好発する（断裂）とアキレス腱炎やド・ケルバン病などの（炎症）とに分けられる。（加齢）による変性が関与することが多い。

☐ 急性の外傷性腱損傷は（一度の外力）によって引き起こされ、突然生じる（疼痛）が特徴的である。亜急性に生じるものは（疲労）性腱損傷と考えられる。

☐ 腱損傷は臨床的には（断裂）損傷と（使いすぎ）に分けて対処される。

★ 腱損傷の程度による分類

第Ⅰ度	腱線維の（断裂）は認められない。（びまん）性の腫脹、圧痛が出現し、（原因）を除去すると軽快する。
第Ⅱ度	腱線維の（部分的断裂）損傷をいう。関節運動や負荷により（疼痛）を訴え、腫脹・圧痛・血腫形成がみられる。
第Ⅲ度	腱が（完全断裂）しているもの。損傷部には（陥凹）、強い圧痛があり、腱によって行われる運動が困難になる。

□ アキレス腱断裂等、形態的に細くなっている部位での損傷は（腱実質）の損傷となり、（完全断裂）するものが多い。

□ 腱損傷は、肩峰と（棘上筋）腱、結節間溝と（上腕二頭筋長頭）腱など骨との（摩擦）が頻繁な部位で生じる。また、手 MP 関節掌側部で指屈筋腱がおこす（ばね指）など関節の動きによる腱の（移動）が大きな部位で損傷しやすい。

□ 腱付着部での損傷は、（アキレス腱）や（足底腱膜）の踵骨付着部、膝蓋靭帯の付着部でみられる。

□ 腱走行位置に異常を起こす損傷は一般に（腱脱臼）とよばれ、（腓骨筋）腱脱臼などがある。

□ （直達）外力による腱損傷では腱周囲の結合組織、滑液包の損傷を合併することが多い。介達外力による腱損傷は、生理的可動域を超えた腱の（伸長）や、生理的可動域内での（反復運動）によって発症する。

□ 腱損傷は（牽引力）や（圧迫力）、（反復荷重）などが原因で起こる。

□ 手屈筋腱周囲は血行が（少なく）、周囲が（腱鞘滑膜）で覆われているため、修復の進行が（遅い）。

□ アキレス腱周囲は血行が（多く）、周囲が（疎性結合）組織で覆われているため、修復の進行が（速い）。

神経の損傷

□ 骨損傷や関節損傷には（急性）の神経損傷を合併することが多く、（亜急性）の神経損傷は疲労性神経損傷と考えられる。

□ 末梢神経損傷の程度の分類として（サンダーランド）の分類があり、神経幹構成要素の損傷を詳しく分類している。

　★　サンダーランド分類

1度	限局性の脱髄による伝導障害。（ワーラー変性）※は起こらない。 ※損傷部より（遠位）の軸索や髄鞘が変性に陥ること。
2度	（軸索）のみ損傷。損傷部より（末梢）に変性が起こる。
3度	（軸索）と（神経内膜）が損傷している状態。
4度	（神経周膜）も損傷している状態。
5度	（神経上膜）まで完全に損傷している状態。

□ 神経損傷は（牽引力）や（圧迫力）、持続的な（牽引）・（圧迫）・（絞扼）力が加わることで引き起こされる。また（薬物注射）なども原因となる。

□ 神経損傷部と創部との交通の有無により（閉鎖）性神経損傷と（開放）性神経損傷に分類される。

☐ 神経損傷では運動、感覚ならびに自律神経の（脱落）症状がみられる。

☐ 運動神経障害では、（弛緩）性麻痺、腱反射の（減弱）あるいは（消失）、筋力低下がみられ、感覚神経障害では（触）覚、（温度）覚、（痛）覚および（識別）覚などが障害される。

☐ 自律神経障害としては（発汗）停止、（血管）障害、（栄養）障害があり、正中・尺骨神経損傷時には健側と比較して患側手掌の（乾燥）がみられる。血管運動障害が起こると、急性期には皮膚が（紅潮）し、慢性期には皮膚は（蒼白）する。栄養障害では皮膚が（萎縮）し（カサカサ）になり、爪は（萎縮）する。

☐ 損傷神経幹で再生感覚神経軸索が前進している部分を軽く（叩打）すると、その神経領域に（シビレ）感が走るものをチネル徴候という。

☐ 筋電図、神経伝導速度により筋力低下の原因を（筋原）性か、（神経原）性かを鑑別できる。複数の筋を調べることで損傷神経およびその（高位）の同定が可能である。

☐ 神経の損傷時、（軸索）の連続性が温存されている限り神経機能は通常（完全に回復）する。

☐ Neurapraxia は（一過性神経伝導）障害であり、神経機能は（数週間）から（数ヵ月）以内に回復する可能性がある。

☐ Axonotmesis は（軸索）断裂のことで、（神経内膜鞘）の連続性は保たれており、断裂部より末梢の軸索は（ワーラー）変性をおこす。

☐ Neurotmesis は（神経）断裂のことで、神経幹の（神経内膜鞘）と（結合組織）の両成分が損傷した状態をいう。

血管の損傷

☐ 血管損傷には急性と（亜急性）のものがあるが、一般に問題となるのは（急性）損傷である。

☐ 直達外力による血管損傷は（切創）、（刺創）、（挫滅創）、（打撲）などにより生じる。

☐ 介達外力による血管損傷は（骨損傷）時の断端や骨片、関節損傷時の（骨転位）による損傷などで生じる。

☐ 血管損傷部と創部の交通の有無により（開放）性と（閉鎖）性（皮下）血管損傷に分類される。

☐ 開放性血管損傷では（外）出血、閉鎖性血管損傷では（内）出血となる。

☐ 閉鎖性血管損傷では、末梢の阻血症状（5P 徴候）※が重要である。
※（疼痛）(pain)・（蒼白）(paleness)・（拍動消失）(pulselessness)・（感覚異常）(paresthesia)・（麻痺）(paralysis)

☐ 血管損傷における全身症状では、血圧（低下）、脈拍数（増加）、（冷汗）、尿量（減少）、呼吸数（増加）や意識状態の変化などがみられる。

皮膚の損傷

☐ 皮膚損傷は原因により（機械）的損傷と（非機械）的損傷とに分けられる。通常、創傷は（機械）的損傷を意味する。

☐ 非機械的損傷の原因には、高熱を伴う（熱傷）、低温に伴う（凍傷）などがある。

☐ 皮膚創傷は（炎症）相 →（増殖）相→（瘢痕）相を経て治癒に向かう。

炎症相	（炎症）細胞の活動が主体となる。組織の侵襲により（炎症）反応が惹起され、（フィブリン）網が形成される。マクロファージなどの（貪食）による局所の清浄化がおこり、さらに（線維芽）細胞が誘導される。
増殖相	（毛細血管）が新生され、血流が再開する。（線維芽）細胞が増殖し、（コラーゲン）を再生して細胞外（マトリックス）を形成する。
瘢痕相	（線維）化※が起こり、（瘢痕）組織が形成される。 ※肉芽組織がコラーゲンに置き換わること。

MEMO

Question	Answer

骨の損傷

1 骨折とは骨組織の連続性が完全または部分的に離断した状態をいう。

1 ☐ ○

2 外傷性骨折とは基礎的疾患のある骨に外力が作用して骨折となったものをいう。

2 ☐ ×：基礎的疾患のある → 正常な

3 疲労骨折とは全身の疲労が原因の骨折である。

3 ☐ ×：局所に加わる持続的外力で生じる。

4 疲労骨折は中足骨、脛骨、腓骨、上腕骨に多い。

4 ☐ ×：上腕骨 → 肋骨

5 病的骨折は骨に基礎的疾患があっても必ず発生するものではない。

5 ☐ ○

6 骨嚢腫は病的骨折の全身的誘因である。

6 ☐ ×：局所的誘因である。

7 小児の急性塑性変形は橈骨骨折時の尺骨に発生しやすい。

7 ☐ ○

8 完全骨折とは骨組織の連続性が完全に離断されたものをいう。

8 ☐ ○

9 不全骨折は高齢者に多くみられる。

9 ☐ ×：高齢者 → 小児

10 不全骨折には亀裂骨折、若木骨折、陥没骨折、竹節状骨折、骨膜下骨折、骨挫傷がある。

10 ☐ ×：陥没骨折 → 陥凹骨折
陥没骨折は完全骨折である。

11 亀裂骨折は肩甲骨や腸骨のような扁平骨に多い。

11 ☐ ○

12 若木骨折は高齢者の鎖骨に多くみられる。

12 ☐ ×：高齢者 → 幼小児

13 頭蓋骨が「ピンポン玉をへこませたような状態」に骨折したものを陥没骨折という。

13 ☐ ×：陥没 → 陥凹

14 竹節状骨折は青壮年者の橈骨遠位端部に好発する。

14 ☐ ×：青壮年者 → 幼小児

15 骨膜下骨折は幼小児の上腕骨骨幹部に多い。

15 ☐ ×：上腕骨 → 脛骨

16 骨挫傷は海綿質の微細な骨折であり、単純X線で検出可能である。

16 ☐ ×：単純X線 → MRI

17 横骨折とは骨長軸に対して平行な骨折線のものをいう。

17 □ ×：平行 → 垂直または直角

18 複合骨折とは骨片骨折であり、T、V、Y字状となる。

18 □ ○

19 1本の骨が3カ所で骨折したものを複数骨折という。

19 □ ×：3カ所 → 2カ所

20 肋骨が2本以上同時に骨折した場合、多発骨折という。

20 □ ○

21 単純骨折では細菌感染の危険性が高い。

21 □ ×：高い → 低い

22 鉄パイプで殴られた場所に骨折したものは、直達性骨折である。

22 □ ○

23 外力が他の部位に誘導されて離れた部位で骨折を発生したものを介達性骨折という。

23 □ ○

24 自家筋力による投球骨折は直達性骨折である。

24 □ ×：直達 → 介達

25 裂離骨折は大腿骨骨幹部に好発する。

25 □ ×：筋が付着した骨を牽引して起こるため、上前腸骨棘、下前腸骨棘、坐骨結節、腸骨稜などに多い。

26 前距腓靭帯付着部は、裂離骨折が発生しやすい。

26 □ ○

27 屈曲骨折第1型は斜骨折である。

27 □ ×：斜骨折 → 骨片骨折

28 屈曲骨折第2型は上腕骨顆上骨折に多くみられる。

28 □ ○

29 屈曲骨折第3型は圧迫骨折である。

29 □ ×：圧迫骨折 → 圧迫されていないところが骨折する。

30 骨折端が相互に噛み合うものを楔合骨折という。

30 □ ○：嚙合骨折、咬合骨折ともいう。

31 剪断骨折は、ハサミで切るような密接した互い違いの外力が作用し発生する。

31 □ ○

32 剪断骨折では螺旋骨折となる。

32 □ ×：螺旋骨折 → 横骨折

33 複雑骨折とは骨がバラバラになった骨折をいう。

33 □ ×：複雑骨折 → 粉砕骨折

34 粉砕骨折は介達外力で起こりやすい。

34 □ ×：介達外力 → 直達外力

35 骨折の固有症状には異常可動性、軋轢音、介達痛がある。

35 □ ×：介達痛 → 転位と変形 介達痛は一般外傷症状。

36 骨膜下骨折は異常可動性を証明しにくい。

36 ☐ ○

37 骨端線離開では軋轢音は触知できない。

37 ☐ ×：軟骨性軋轢音を触知できる。

38 軋轢音は不全骨折や、嵌合骨折、圧迫骨折などでみられやすい。

38 ☐ ×：異常可動性が存在しない場合はみられにくい。

39 外傷性皮下気腫では特有の水泡音が認められる。

39 ☐ ×：水泡音 → 捻髪音（握雪音）

40 大腿骨骨折や骨盤骨折、あるいは多発骨折では脂肪塞栓症候群が発生しやすい。

40 ☐ ○

41 脂肪塞栓症候群の症状は一過性で、予後良好である。

41 ☐ ×：死に至ることもある。

42 脂肪塞栓症候群では皮膚に点状出血斑がみられる。

42 ☐ ○

43 大血腫の存在は過剰仮骨形成の発生要因となる。

43 ☐ ○

44 ズデック骨萎縮は無痛性の骨萎縮である。

44 ☐ ×：無痛性 → 有痛性

45 ズデック骨萎縮は四肢末梢部の骨折で起こりやすい。

45 ☐ ○

46 骨化性筋炎は骨組織が筋組織に置き換わるものである。

46 ☐ ×：筋組織に骨組織が生じる（骨化）。

47 外傷性骨化性筋炎では、外傷後に貯留するリンパ液が骨化する。

47 ☐ ×：貯留した血液が血腫を形成し、骨化を起こす。

48 フォルクマン拘縮は上腕の内圧が上昇して生じる。

48 ☐ ×：上腕 → 前腕

49 フォルクマン拘縮は小児の前腕両骨骨折に最も多い。

49 ☐ ×：前腕両骨骨折 → 上腕骨顆上骨折

50 肋骨骨折時の内臓損傷として腎臓損傷がある。

50 ☐ ○

51 下腿骨骨折では脛骨神経損傷の合併が多い。

51 ☐ ×：脛骨神経 → 腓骨神経

52 偽関節とは骨癒合が遅延しているものをいう。

52 ☐ ×：骨癒合が完全に停止したもの

53 骨折部に剪力や屈曲力が生じている場合、偽関節が発生しやすい。

53 ☐ ○：局所の癒合障害作動力が偽関節の発生原因となる。

54 骨端線が嵌合する場合、偽関節を起こしやすい。

54 ☐ ×：嵌合 → 離開

55 血行不良部での骨折は、偽関節を起こしやすい。

55 ☐ ○

56 一般に年齢が高くなるほど骨癒合が速い。

56 □ ×：速い → 遅い

57 小児では成人よりも不全骨折の比率が低い。

57 □ ×：低い → 高い

58 小児の骨折では骨膜の連続性が保たれることが多い。

58 □ ○

59 小児骨折では、骨リモデリングが盛んなため捻転転位でも自家矯正が可能である。

59 □ ×：捻転転位は自家矯正されない。

60 小児の骨折では骨の横径成長障害を伴う。

60 □ ×：横 → 縦

61 一般に海綿質は緻密質より骨癒合が起こりにくい。

61 □ ×：海綿質の方が起こりやすい。

62 グルトの骨癒合日数では、脛骨は7週間である。

62 □ ○

63 グルトの骨癒合日数では、大腿骨頸部は10週間である。

63 □ ×：10週間 → 12週間

64 骨折の治癒は軟骨内骨化 → 血腫形成 → 結合織内骨化 → リモデリングの順に進行する。

64 □ ×：血腫形成 → 結合織内骨化 → 軟骨内骨化 → リモデリングの順に進行する。

65 両骨折端が血腫内にあると骨癒合が障害される。

65 □ ×：血腫の存在は骨癒合に好適条件である。

66 骨折部に圧迫力が働くと、骨癒合が促進される。

66 □ ○

関節の損傷

1 関節捻挫では関節血腫は損傷のⅠ度からみられる。

1 □ ○：腫脹（出血）も少ないがみられる。

2 Ⅲ度の関節捻挫では弾発性固定がみられる。

2 □ ×：弾発性固定 → 不安定性

3 靭帯のⅠ度損傷では、受傷直後から局所に陥凹がみられる。

3 □ ×：Ⅰ度では局所の陥凹はみられない。

4 Ⅱ度の膝内側側副靭帯損傷では、膝関節の外反動揺性がみられる。

4 □ ○

5 靭帯のⅢ度損傷では、脱臼に至ることもある。

5 □ ○：肩鎖関節における肩鎖、烏口鎖骨靭帯

6 靭帯のⅠ度損傷では機能障害は軽く、不安定性も軽度である。

6 □ ×：不安定性は認められない。

7 外傷性肩関節脱臼は直達外力での発生が多い。

7 □ ×：介達外力が多い。

8 脱臼の固有症状には関節部の変形や、異常可動性がある。

8 □ ×：異常可動性は骨折の固有症状

9 ボタン穴機構は股関節脱臼時に多くみられる。

9 □ ○

10 顎関節脱臼は関節包外脱臼となることが多い。

10 □ ×：関節包外 → 関節包内

11 脱臼時に起こる軟部組織損傷では関節包損傷が最も多い。

11 □ ×：関節包 → 靭帯および腱

12 肩関節後方脱臼は陳旧性脱臼として発見が遅れることもある。

12 □ ○

13 脱臼の整復障害のうち、補強靭帯の断裂は整復障害となる。

13 □ ×：断裂 → 緊張

14 胸鎖関節と肩鎖関節が同時に脱臼した場合は多発脱臼である。

14 □ ×：多発脱臼 → 複数脱臼（二重脱臼）

15 大腿骨が寛骨臼窩を破壊して骨盤腔に嵌入することを内方脱臼という。

15 □ ○：別名中心性脱臼

16 2カ所以上の関節が同時に脱臼したものを複雑脱臼という。

16 □ ×：複雑脱臼とは開放性脱臼のことであり、脱臼部と創部との交通があることをいう。

17 脱臼の固有症状に関節血腫がある。

17 □ ×：血腫は一般外傷症状

18 脱臼の固有症状には、弾発性固定（弾発性抵抗）と関節部の変形がある。

18 □ ○

19 発育性股関節脱臼(ＤＤＨ)の原因は周産期及び出生後の発育過程で生じる。

19 □ ○

20 中心性脱臼は肩関節に多い。

20 □ ×：肩関節 → 股関節

21 外傷性脱臼後に軽微な外力や筋力で脱臼を繰り返すものを習慣性脱臼という。

21 □ ×：習慣性 → 反復性

22 本人の意思で脱臼を起こし、また原位置に復することができるものを反復性脱臼という。

22 □ ×：反復性 → 随意性

23 直達性脱臼は関節突起などの骨折を伴うことが多い。

23 □ ○

24 脱臼時、介達痛はみられない。

24 □ ×：みられるが骨折時の痛み程激しくない。

㉕ 脱臼による関節変形では、関節腔の空虚を触知できる。

㉕ ☐ ○

㉖ 弾発性固定がなければ脱臼ではない。

㉖ ☐ ×：不全脱臼、脱臼骨折では弾発性固定が認められない場合が多い。

㉗ 脱臼の固有症状に関節軸の骨頭方向への転位がある。

㉗ ☐ ○

㉘ 陳旧性脱臼では仮性関節窩を形成する。

㉘ ☐ ○

㉙ 反復性脱臼は関節軟骨損傷を伴う。

㉙ ☐ ○

筋の損傷

1 筋挫傷は介達外力で生じる。

1 ☐ ×：介達外力 → 直達外力

2 筋損傷は加齢による変性で生じることが多い。

2 ☐ ×：スポーツ時の転倒、衝突、転落、事故で生じる。

3 筋損傷のⅡ度は一般に肉離れと呼ばれる。

3 ☐ ○

4 筋損傷のⅢ度では筋の収縮がみられる。

4 ☐ ×：みられない。

5 筋間損傷では、筋線維そのものに損傷はない。

5 ☐ ○：筋線維束の間の結合組織が損傷する。

6 筋挫傷では肉離れよりも一般に疼痛や腫脹が軽い。

6 ☐ ×：軽い → 強い

7 介達外力による筋損傷は上肢に好発する。

7 ☐ ×：上肢 → 下肢 大腿部や下腿部に好発する。

8 瘢痕を残し治癒した筋損傷では、早期に運動を再開した方がよい。

8 ☐ ×：早期に筋が力を出しすぎると再断裂の危険がある。

9 骨化性筋炎は筋損傷時の血腫が原因となる。

9 ☐ ○

腱の損傷

1 アキレス腱断裂は部分断裂が多い。

1 ☐ ×：部分断裂 → 完全断裂

2 ド・ケルバン病は断裂による腱損傷である。

2 ☐ ×：断裂 → 炎症 母指の狭窄性腱鞘炎である。

3 外傷性の急性腱断裂では、痛みは徐々に出現する。

3 ☐ ×：痛みは突然生じる。

4 関節リウマチは腱損傷の原因となる。　　　　　　　**4** □ ○

5 腱損傷の第Ⅰ度では、腱線維の断裂はない。　　　　**5** □ ○

6 腱の完全断裂は、腱損傷の第Ⅱ度に分類される。　　**6** □ ×：第Ⅱ度 → 第Ⅲ度

7 ばね指とは指伸筋腱がMP関節掌側部でおこる腱　　**7** □ ×：指伸筋腱 → 指屈筋腱
損傷である。

8 筋支帯や骨膜の損傷により腱が正常位置から逸脱　　**8** □ ○
するものを腱脱臼という。

9 手屈筋腱は比較的修復の進行が速い。　　　　　　　**9** □ ×：速い → 遅い。

10 アキレス腱断裂は一般に修復に長期間を要する。　　**10** □ ×：修復は速やかに進行する。

神経の損傷

1 急性の神経損傷は骨損傷や関節損傷に合併するも　　**1** □ ○
のが多い。

2 サンダーランドの分類では１度損傷時にワーラー　　**2** □ ×：1度ではワーラー変性はおこらない。
変性が起こる。

3 サンダーランド分類ではneurotmesis は3度に分類　　**3** □ ×：神経断裂は5度に分類されている。
される。

4 ワーラー変性は神経の中枢側に起こる。　　　　　　**4** □ ×：中枢側 → 末梢側（軸索遠位側）

5 末梢神経損傷における運動障害では、一般に強直　　**5** □ ×：強直性 → 弛緩性
性麻痺がみられる。

6 自律神経障害には発汗停止や皮膚の紅潮がある。　　**6** □ ○

7 チネル徴候は神経損傷時の回復の程度を知るのに　　**7** □ ○
有用である。

8 筋電図検査では、筋力低下の原因が筋原性か神経　　**8** □ ○
原性かを知ることができる。

9 軸索の連続性が温存されていても、神経機能が完　　**9** □ ×：軸索の連続性があれば完全に回復
全に回復することは難しい。　　　　　　　　　　　　　する。

10 neuraplaxiaは軸索伝導が永続的に障害されている　　**10** □ ×：永続的 → 一時的
状態である。

11 axonotmesisは軸索の連続性が断たれた状態である。

11 ☐ ○

12 neurotmesisでは神経内膜鞘の連続性は保持されている。

12 ☐ ×：神経内膜鞘と結合組織が損傷している。

血管の損傷

1 一般に問題となるのは亜急性の血管損傷である。

1 ☐ ×：亜急性 → 急性

2 亜急性の血管損傷は大血管に生じるものが多い。

2 ☐ ×：大血管 → 毛細血管

3 阻血症状の5P徴候には、疼痛や発赤がある。

3 ☐ ×：発赤 → 蒼白

4 阻血症状には発汗停止がある。

4 ☐ ×：含まれない。

5 感覚異常や麻痺は阻血症状である。

5 ☐ ○

6 血管損傷では全身症状はみられない。

6 ☐ ×：出血の程度により、血圧低下、脈拍増加などがみられる。

皮膚の損傷

1 通常、皮膚損傷は機械的閉鎖性損傷を意味する。

1 ☐ ×：閉鎖性 → 開放性

2 機械的損傷には人為的な行為は含まれない。

2 ☐ ×：広い意味では含まれる。

3 非機械的皮膚損傷の原因には放射線や電気によるものがある。

3 ☐ ○

4 皮膚損傷治癒の炎症相では、好中球などの炎症細胞の活動が主体となる。

4 ☐ ○

5 皮膚損傷の治癒過程における炎症相では、線維芽細胞の増殖が主体となる。

5 ☐ ×：炎症相 → 増殖相

6 皮膚損傷の治癒過程において、コラーゲンは増殖相で産生される。

6 ☐ ○

2 ▶評価

☐ 問診では患者と正面から向かい合うのではなく、机の角を利用して（90°）で相対して行うのが良い（90°法）

☐ 患部を適切に評価するため、身体評価では可能な限り衣服を（脱がせ）、（健側）と比較する（患者が羞恥心を持たない範囲で行う）。

☐ 初期評価では初検時の観察評価の実態を詳細に把握し、（業務範囲）か否かを判断する。

☐ 初期評価では損傷や障害の程度、残存能力を確認して（治療方針）を決定する。

☐ 初期評価では治癒（ゴール）にいたる（治療プログラム）を設定する。
　※クリティカルパス ＝ クリニカルパス ＝ （診断スケジュール）

☐ 中間評価では現在の治療（方針）が的確であるか、治療（手段）や治療（間隔）などの変更の必要性がないか、（回復過程）が順調であるかを評価する。

☐ 中間評価の段階でも（業務範囲）か否かの判断が必要なことがある。

☐ 最終評価では当初の（予後目標）である治癒に到達できているか、治療続行の必要性があるか、回復の可能性はあるか、通院の時期は何日くらいか、回復の（限界）、（症状固定）に達したかどうかなどを評価判定する。

☐ 一般に施術録は（カルテ）と呼称されることが多い。

☐ 施術録は（調査照会）に耐えうる作成が不可欠である。

☐ 施術録の記載には（ボールペン）を使用し、（第3者）にも読める字で記載する。略語は（医学用語）に準拠する。記載の訂正は（2本線）を用い、元の記載が（見える）ように訂正する。また、（医師の同意）を得た場合はその旨記載する。

☐ 施術録は施術完結の日から（5年間）保管しなければならない。

MEMO
_____
_____
_____
_____
_____
_____

2 ▶ 評価 Q&A

Question	Answer
1 医療面接または問診は「90°法」が望ましい。	**1** ☐ ○
2 視診は患部を衣服の上から観察して行う。	**2** ☐ ×：衣服の上から → 可能な限り衣服を脱がして
3 初期評価では柔道整復師の業務範囲か否かを判断する。	**3** ☐ ○
4 評価は初診時のみに行う。	**4** ☐ ×：患者の来院のたびに行う。
5 時期別に初期評価、中間評価、最終評価にわけて行う。	**5** ☐ ○
6 中間評価では柔道整復師の業務範囲か否かの判断は必要ない。	**6** ☐ ×：必要ない → 必要である
7 施術録の記載の訂正は、元の記載が見えないように黒塗りとするのが望ましい。	**7** ☐ ×：見えるように二重線で訂正する。
8 施術録は施術完結の日から15年間保管しなければならない。	**8** ☐ ×：15年 → 5年

MEMO

3 ▶治療法

整復法

☐ 柔道整復師の治療法は（整復）法、（固定）法、（後療）法の3段階に分けられる。

☐ 後療法は（手技）療法、（運動）療法、（物理）療法から構成される。

☐ 整復法とは、骨折や脱臼などにみられる（転位）を（生理）的な状態に復する手技である。可能な限り（早期）に施行することで（治癒過程）が良好に進行する目的が達成される。

☐ 柔道整復師の行う整復は（非観血）的な（無麻酔）下の手技である。

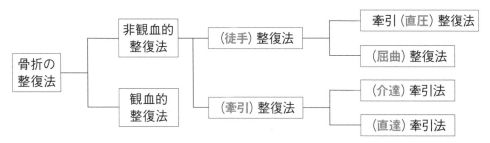

☐ 骨折の非観血的整復法では、時間経過に伴い障害部位の（腫脹）が増大し、周囲組織、骨損傷治癒に悪影響を及ぼすため、（早期）の整復が重要となる。

☐ 骨折の非観血的整復は、原則として（損傷前）の状態に復することを行う［特に（関節内）骨折］。ただし、全ての骨折が（解剖学）的整復を要するわけではなく、患者の年齢、骨折部位、転位の種類などによっては転位が許容されるものもある。

☐ 骨片転位がないものやごく軽度のもの、（嵌合）したもの、乳幼児で（自家矯正）（リモデリング）が期待できるものは、整復は（不必要）である。

☐ （粉砕）骨折、筋力による著しい（延長）転位した骨折、（軟部組織）が介在した骨折など徒手整復不可能な骨折や、整復位が（保持困難）な骨折、関節内骨折で（解剖学）的整復が要求される骨折などは、整復が適応しない。

☐ 骨折の整復位を得るための一般原則
(1) 長骨骨折の場合、（近位）骨片の（長軸）方向に十分な牽引を加える。
(2) 骨片転位を（生理）的状態に復する方向に力を加える。
(3) 受傷機序を考察 → 骨折部周辺の（軟部組織）や（骨膜）損傷を的確に把握 → （損傷されていない）組織を利用。
(4) （近位）骨片の位置に応じて、（遠位）骨片を合わせる。

☐ 骨折の整復法として（牽引）整復法、（牽引直圧）整復法、（屈曲）整復法がある。

☐ 牽引整復法は、患肢に持続的（牽引）力を加え、骨折による（転位）の傾向に対抗し、ときとして転位を（次第）に矯正し、かつ牽引作用によって骨折部の（固定）を図ろうとするものである。

- 牽引直圧整復法は一般的な骨折に対して行う治療で、（牽引）力を利用して（直圧）を加えて行う。まずは（捻転）転位の整復を行うが、高度な（捻転）転位は牽引で（自然整復）されることは少ない。

- 牽引直圧整復法では、（捻転）転位 → （短縮）転位 → （屈曲）転位 → （側方）転位の順で転位の矯正を行う。

- 捻転転位の矯正では、障害側の肢位を保持し、（遠位）骨片を（近位）骨片の長軸に沿って（末梢）方向へ牽引を加える。急激に力を加えると（軟部組織）損傷が発生するため、牽引は（緩徐）に、かつ（持続）的に加える。

- 側方転位の矯正では、（短縮）転位の整復を待ち、骨折端に側方から（直圧）を加える。

- 屈曲整復法は、一般に（短縮）転位の整復（困難）な（横）骨折に適応される。この整復法では、最も緊張が強く整復操作を妨害している（骨膜）や（筋）の緊張を取り除き整復を容易にすることを目的とする。

- 屈曲整復法は整復操作を容易にするための肢位で、（近位）骨の（上位）関節を含めて助手に把持固定させて行う。

- 脱臼の非観血的整復法には、（槓杆）作用を応用した手技と（牽引）作用を応用した手技［（介達）牽引法］がある。

- 脱臼の整復は骨折と同様に（緊急）を要する。治療が遅れ整復が困難になると（循環）障害による（骨頭壊死）の危険性があるため、初期に一度の整復で完了させるのが望ましい。

- 脱臼は骨折と違い（解剖学）的に整復されなくてはならない。大きな（機能）障害が残る可能性があり、（転位）は許容されない［例外：（肩鎖）関節脱臼、（胸鎖）関節脱臼］。

- （ボタン穴）機構にある場合や、軟部組織や骨片が（整復路）に介在している場合、整復の（支点）となるべき骨部が骨折によって（欠損）している場合は、脱臼整復が適応しない場合がある。

- 脱臼整復位を得るためには、筋の（弛緩）を得ることが最も重要である。整復前の環境作りが重要で、末梢牽引を行い筋の（緊張）を取り除き、脱臼の発生した経路を（逆）に導いて、関節包の（裂孔）部から整復する。

- 槓杆作用を応用した脱臼整復では、脱臼の発生機序を（逆）にたどり、骨の一部を支点として（てこ）の原理を応用した手技である。（力学の法則）を利用した整復法の基本原理が一連の操作に含まれるものもある。

- 牽引作用を応用した脱臼整復では、（筋緊張）を取り除くことを重点に、（二次的損傷）を防ぐ理想的な整復法といえる。（軽い）牽引のみで整復可能なものや、（持続）的な牽引によって筋の（弛緩）が得られ整復されるものがある。

- 軟部組織損傷では、当該組織の損傷断端を（密着した）状態におくことが治療の原則となる。

- 身体が障害を受けた際に必要な応急処置の原則を（RICE）の法則という。
  ☆ RICE の基本原則：Rest（安静）・Icing（冷却）・Compression（圧迫）・Elevation（挙上）

☐ 阻血時にみられる症状には、① Pain（疼痛）、② Paleness（蒼白）、③ Pulselessness（拍動消失）、④ Paresthesia（感覚異常）、⑤ Paralysis（麻痺）があり、（5P 徴候）とよばれる。⑥ Puffiness（腫脹）や ⑦ Passive stretch test（他動的伸長テスト）を合わせ６P 徴候や７P 徴候とすることもある。

☐ 皮膚損傷の初期処置では、医療機関へ搬送するまでの応急処置として、（止血）・（感染）防止・（疼痛）緩和が重要である。

☐ 擦過傷（さっかしょう）に対しては、創面を（洗浄）し、（異物）を除去して（乾燥）させ、ドレッシング材・軟膏・ワセリン等塗布などで創面を（保護）する。さらにフィルム・テープで被覆する（湿潤）療法を行う。

☐ 擦過傷の創面洗浄は（生理食塩）水や流水［（水道）水］で行う。異物除去にはガーゼやスポンジを使用する。

☐ ドレッシング材・軟膏・ワセリンは（湿潤）環境を保つのに役立つ［（湿潤）療法］。

☐ 切創（せっそう）の初期処置では、（創口）をみだりに処置してはならない。（止血）と創口の（洗浄）・（異物除去）を行う。創口が小さい場合、（滅菌ガーゼ）と（被覆包帯）で処置し、創口が大きい場合は（多め）の滅菌ガーゼと被覆包帯で処置後、（救急搬送）する。

☐ 刺傷（ししょう）では創口が小さくても深部に達し化膿する危険性が高く、（破傷風）や（ガス壊疽）になる危険性もある。

MEMO

固定法

☐ 固定は骨折や脱臼などの整復位を（保持）し、再転位を（防止）するために行う。また、患部の（安静保持）や（可動域）を制限し、損傷組織の良好な（治癒環境）を確保する必要がある。さらに、変形の（防止）・（矯正）を行う。

☐ 固定には、（内）固定と（外）固定がある。

☐ 内固定では観血療法の際に骨や関節部を直接（プレート）や（鋼線）などを主材料として固定する。

☐ 外固定では体外から間接的に骨や関節を固定する。主として（硬性）の固定材料が用いられているが、（軟性）の固定材料、例えば包帯や絆創膏のようなものも含まれる。

☐ 固定は（機能）的肢位、（良）肢位、（便宜）肢位に行うのが理想的である。

☐ 骨折時は（機能）的肢位に固定することができないため、整復位で固定するが、漸次（修復状況）にしたがって変更する。

☐ 脱臼時は関節構成組織の損傷であることを患者に認識させ、損傷組織端が（密着）するような肢位で固定する。

☐ 固定期間は損傷の（程度）、（年齢）、（健康）状態によって異なるが、骨折の癒合期間は（グルト）の（骨癒合）日数を標準としている。

☐ 骨折の固定では、原則、（患部）を中心とした（上下1関節）を含めた範囲を固定し、安静にする。外固定には（軽量）で（固定）力に優れ、（安価）、（衛生）的な素材が良い。（硬）性と（軟）性の物がある。

☐ 硬性材料には、（金属）副子や（副木）、（合成樹脂）副子、（厚紙）副子、（ギプス）などがある。軟性材料には（巻軸帯）や（三角巾）、（絆創膏）（テーピング）、（ガーゼ）、（綿花）、サポーターなどがある。

☐ 治療が完了する前には（医療）用装具が、治療が終わり変形または機能障害が固定した後には（更生）用装具が用いられる。

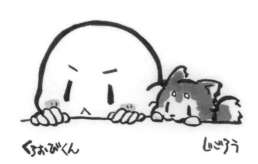

くろおびくん　　　　じゅうろう

後療法

☐ 損傷組織を（回復）させる治療法を後療法といい、（手技）療法、（運動）療法、（物理）療法がある。後療法の対象となる（拘縮）や（筋萎縮）は、損傷そのものではなく、むしろその（固定）に伴って発生する。

☐ 手技療法は柔道整復後療法の根幹をなすもので、術者の手を用いて患者の身体に種々の（機械）的刺激を加え、生体の持つ（自然治癒力）を活性化し、損傷の早期回復を目指す。

☐ 一般に手技療法の生体反応はその（刺激量）に依存し、沈滞した生体機能を鼓舞したい場合は、比較的（弱い）刺激が適する。一方、亢進している機能や痛みを抑制したい場合は、（強い）刺激が適している。

☐ 施術には力の（強さ）と（時間）を加減して、最も望ましい（生体反応）を引き出す必要がある。

★　手技療法―基本型

軽擦法	術者の手掌を患部に密着させ、（末梢）から（中枢）に向かって平らに撫で擦る方法。
強擦法	患者の皮膚上を滑らないように深部に向けて押しつけながら（円を描きつつ）移動していく方法。
揉捏法	母指と四指掌面および手掌との間に患者の筋をつかみ、（圧搾）するような動作を繰り返す方法で、（遠位）方向から（近位）方向へと進める。
叩打法	軽快にして（律動的）な打撃を加える方法。 （手拳）叩打、（手背）叩打などがある。
振戦法	指を伸展位、手関節を基本肢位で肘関節を屈曲し、母指またはその他の指端を垂直に骨に向かって（圧迫）しつつ（振動）を与える。バイブレーターが用いられることが多く、効果的な振動回数は200〜300回／分である。
圧迫法	指頭あるいは手根などを用いて（圧迫）刺激を加える。 （漸増・漸減）圧や数秒間の（持続）圧・（静止）圧が基本的な力の加え方である。
伸長法	徒手的に筋腱を伸長することによって（筋紡錘）の興奮を抑制し、関節可動域の拡大効果を期待する。 力は（持続）的、（漸増）的に加えていき、（衝撃）的に行わない。

☐ 損傷・病変部・拘縮した関節に直接的に手技療法を適応する場合、（軽擦）法→ 揉捏法 → 圧迫法 → 強擦法 → 伸長法 →（軽擦）法の順に行う。

☐ 手技療法は、（創傷）部や（発疹）部、（腫瘍）部、妊娠中の（腹）部と生理中の（腰腹）部、（神経炎）の急性期には行ってはならない［（禁忌）］。

☐ 運動療法は、（徒手）で行うものと（器具）を用いるものがある。

- □ （全身）運動療法は、全身の機能や体力の回復を図るもので、間接的に局所障害の回復を促進する。（局所）運動療法は、筋力低下や関節可動域制限といった局所障害の改善を目的とする。

- □ 運動は、運動の（力源）、筋の（収縮）の状態により分類される。

- □ 力源からみた運動基本型は、運動を起こす力により（他動）運動と（自動）運動に大別される。

- □ （他動）運動とは、施術者、器具、または患者自身の健康部位を使用して他動的に患部を動かす運動であり、患者自身の健康部位による他動運動を自己（自助）他動運動とよぶ。
  （自動）運動とは患者自身の筋力で動かすもので、3種類に分類される。

自動（介助）運動 （支助自動運動）	徒手または懸垂などで半分は他動的に助けられて自動運動を行う。（他動）運動から（自動）運動への移行部分にあたる。
（自動）運動	何の助けもなく抵抗（負荷）もない運動で、正確には、全く抵抗のないものから（若干）の抵抗に対して行われる運動を含む。
自動（抵抗）運動	運動の過程で、施術者の加える（徒手）的抵抗、（器具）による抵抗に打ち勝って行う。

- □ 全身運動療法は、（ラジオ）体操や（健康柔（やわら））体操などの、全身的な体操を応用して行う治療法である。患者の状況（年齢、性別、体質、症状とその経過など）を考慮して（機能訓練）運動と（体力増強）運動を継続する。また、（呼吸）機能や（循環）機能など全身の諸機能をより良い状態に導く。

- □ 物理療法は（物理的エネルギー）により誘発される生体反応を利用して、身体を治癒へ導く後療法の一つで、（電気）療法、（寒冷）療法、（光線）療法、（温熱）療法、（脊椎牽引）などに分類される。

- □ 物理療法では（過量刺激）により、望ましくない生体反応を出現させることがあり、加熱による（熱傷）や、過冷却による（凍傷）、機器の誤作動によるものなどに注意する。

- □ 疼痛・炎症・充血などを除去するために、患部に温熱刺激や寒冷刺激を与える方法を（罨法）という。

- □ 湿性の温罨法には（温湿布）や蒸気浴、（ホットパック）、温浴療法などが用いられ、乾性の温罨法には熱気浴、ホットパック、（湯たんぽ）、（懐炉）などが用いられる。湿性の冷罨法では（冷湿布）、（パップ）、アイスパックなどが用いられ、乾性の冷罨法では（氷囊）、（氷枕）、水枕などが用いられる。

- □ 一般に、（急性炎症）、（出血）や高度の（血行）障害、急性（心不全）、出血傾向、（止血）異常、（感覚）脱失、（意識）障害、（瘢痕）組織に対して、物理療法は禁忌である。（外傷）は寒冷療法を除いて禁忌である。

- □ 電気療法では（低周波）の通電刺激により、（疼痛）の緩和や（筋力）改善を促すことを目的とする（※有効性について十分な科学的根拠はない）。表在性の疼痛には（高め）の周波数（100Hz程度）の通電刺激がよく、鎮痛効果には律動的な筋収縮が起こる（低め）の周波数（1～2Hz）がよい。

□ 寒冷療法は、（氷塊）などの冷媒を用いて患部を冷却する方法で、受傷後（48時間）以内の冷却は損傷組織の（代謝）を低下させ、（痛み）を抑制する効果がある。筋の（スパズム）と（痛み）を軽減することで、冷却後の（運動）療法は効果が倍増する。皮膚面で（10～18）℃が最良の冷却状態であり、末梢循環の改善には（12）℃の冷却1分と（40）℃の温浴5分を交互に行う（温冷交代浴）が効果的である。

□ 光線療法は（電磁波）の一種である光線のエネルギーを用いる方法で（赤外線）療法や（レーザー）療法がある。

□ 赤外線には、マイクロ波に近い波長領域の（遠赤外線）と可視光線領域に近い波長領域の（近赤外線）があり、主な作用は（温熱）効果である。

□ 温熱療法は最も（手軽）で、（広く）用いられる物理療法の一つで、熱の加え方により（表面）加熱と（深部）加熱に分類される。温熱作用により血管を（拡張）させ（局所循環）を改善して損傷部位の（代謝）を促進し、（痛み）や筋の（スパズム）を軽減させることを目的とする。

□ 伝導熱療法［（表面）加熱］には（パラフィン）浴療法、（ホットパック）療法、（局所）浴療法などがあり、変換熱療法［（深部）加熱］には（超短）波療法、（極超短）波療法、（超音）波療法などがある。

□ パラフィン浴は（開放創）には禁忌であり、超短波、極超短波療法は（ペースメーカー）や体内（金属）、（補聴器）がある場合は使用できない。また、超短波、極超短波、超音波は（眼球）には禁忌である。

□ 脊椎牽引療法は、脊柱の（長軸）上に牽引力を負荷する方法で、（頚椎）介達牽引や（腰椎）介達牽引などがある。軟部組織の（伸長）や椎間孔の（開大）、椎間板内圧の（減少）、（安静・固定）効果などがある。

□ 間欠的圧迫法は、四肢に装着したスリーブに（空気）を間欠的に注入し圧迫することで（静脈血流）を改善し、（浮腫）を治療する方法である。

指導管理

□ 指導管理とは病態を治癒に導くために、施術上、（日常生活動作）上での（励行）事項や（禁止）事項を指示し、それらが確実に行われるよう（配慮）することである。

□ 適切な指導管理のために、（患者）の把握、（年齢）、住所、（家庭）環境、（家族）構成、（住居）環境、（既往）歴や（現病）歴などの身体情報、（就労・就学）環境や（スポーツ）活動などの情報を集め、評価を行う。

□ 指導管理は、患者だけでなくその（環境）、（整復）、（固定）、（後療法）、（自己管理）に対して行われる。

□ 下肢の保持では、長時間（同一肢位）をとらせないことが原則である。また、（筋力）低下や（深部静脈血栓症）の防止、（循環）改善のため、（等尺）性収縮や固定外の（関節）運動などを行わせる。

3 ▶治療法 Q&A

Question	Answer

整復法

1 柔道整復師の治療法は整復法、固定法、後療法の3段階に分けられる。

1 ☐ ◯

2 後療法は手技療法と運動療法・物理療法から構成される。

2 ☐ ◯

3 整復法は骨折や脱臼の転位を解剖学的に正常な状態に復する手技である。

3 ☐ ×：解剖学的 → 生理的

4 柔道整復師の行う整復は非観血的でかつ無麻酔下での手技である。

4 ☐ ◯

5 観血的整復法には徒手整復法と牽引整復法がある。

5 ☐ ×：観血的 → 非観血的

6 徒手整復法には牽引直圧整復法と屈曲整復法がある。

6 ☐ ◯

7 骨折は全て解剖学的整復を要する。

7 ☐ ×：要する → 要しないものもある。

8 骨片転位のないもの、嚙合したものは整復の必要性はない。

8 ☐ ◯

9 乳幼児の捻転転位した骨折は、自家矯正が期待できるので、整復の必要性はない。

9 ☐ ×：捻転転位は自家矯正できない。

10 粉砕骨折・筋力により著しく延長転位した骨折・軟部組織が介在した骨折は整復が適応しない。

10 ☐ ◯

11 長骨骨折の場合、遠位骨片の長軸方向に十分な牽引を加えることで整復位が得られる。

11 ☐ ×：遠位 → 近位

12 整復位は遠位骨片の位置に応じて、近位骨片を合わせると得られる。

12 ☐ ×：近位 ←→ 遠位　逆

13 牽引直圧整復法は、まず捻転転位を整復してから行うとよい。

13 ☐ ◯

14 牽引直圧整復法では、短縮転位除去により漸次捻転転位も整復される。

14 ☐ ×：捻転 → 屈曲

15 牽引直圧整復法では、短縮転位の整復をせずに側方転位を整復する。

15 ☐ ×：短縮転位の整復をしてから側方転位を整復する。

16 屈曲整復法は、短縮転位の整復困難な横骨折に適応される。

16 ☐ ○

17 屈曲整復法では、整復操作を妨害している骨膜や筋の緊張を取り除き整復を容易にする。

17 ☐ ○

18 牽引整復法では、牽引力による筋の緊張が副子の役割をはたす。

18 ☐ ○

19 牽引整復法の牽引には通常、重錘または牽引装置が用いられる。

19 ☐ ○

20 全ての脱臼は解剖学的な整復を要し、転位が残ると大きな機能障害が発生する。

20 ☐ ×：例外あり（肩鎖関節、胸鎖関節）

21 脱臼ではボタン穴変形がある場合、整復が適応しない。

21 ☐ ×：ボタン穴変形 → ボタン穴機構

22 脱臼では軟部組織や骨片が整復路に介在している場合、整復が適応しない。

22 ☐ ○

23 脱臼の整復位を得るための一般原則として、筋の緊張が最も重要である。

23 ☐ ×：緊張 → 弛緩

24 脱臼の牽引整復法は二次的な損傷を防ぐ理想的な整復法である。

24 ☐ ○

25 RICEの基本原則で最も重要な処置は冷却である。

25 ☐ ×：冷却 → 安静

26 柔道整復の皮膚損傷への処置は医療機関へ搬送するまでの応急処置である。

26 ☐ ○

27 擦過傷の創面の洗浄には生理食塩水や水道水を用い、流水で行うのが良い。

27 ☐ ○

28 刺傷は創口が小さいと深部に達し化膿する危険性は低い。

28 ☐ ×：創口が小さくても化膿する危険性が高い。

固定法

1 固定は骨折や脱臼などの整復位保持と再転位の防止が目的である。

1 □ ○

2 内固定とは観血療法で骨や関節部をプレートや鋼線で固定する方法である。

2 □ ○

3 外固定では硬性材料や軟性材料を用い、体外から骨や関節を固定する。

3 □ ○

4 骨折時の固定は必ず機能的肢位（良肢位・便宜肢位）とする。

4 □ ×：必ず → 漸次修復状況で変更して行く。

5 固定期間は年齢・健康状態に関わらずグルトの骨癒合日数とする。

5 □ ×：グルトの骨癒合日数はあくまで目安

6 骨折の固定は患部を中心として上下各1関節を含めた範囲を固定するのが絶対である。

6 □ ×：症例によっては例外もある。

7 硬性材料の金属副子にはクラーメル副子やアルミスプリントがある。

7 □ ○

8 熱可塑性キャスト材は70〜75℃の湯により硬化する。

8 □ ×：硬化 → 軟化

9 厚紙副子は軟性材料に分類される。

9 □ ×：軟性材料 → 硬性材料

10 綿花には吸水性の良い布団綿と非吸水性の脱脂綿がある。

10 □ ×：吸水性 ←→ 非吸水性　逆

11 布団綿は副子綿やギプスの下褥として使用される。

11 □ ○

12 装具には医療用装具と更生用装具がある。

12 □ ○

後療法

1 後療法の対象となる拘縮や筋萎縮は、損傷により発生するのではなく固定に伴って発生する。

1 ☐ ○

2 後療法は固定を除去した日から開始される。

2 ☐ ×：固定を施した直後から開始される。

3 手技療法において比較的弱い刺激は沈滞した生体機能を鼓舞する。

3 ☐ ○

4 軽擦法とは患者の皮膚上を深部に向けて押しつけ、円を描きながら移動していく方法である。

4 ☐ ×：軽擦法 → 強擦法

5 振戦法はバイブレーターを用いることが多く、効果的な振動回数は200〜300回／分である。

5 ☐ ○

6 伸長法では、腱紡錘の興奮を抑制する。

6 ☐ ×：腱紡錘 → 筋紡錘

7 手技療法は軽擦法に始まり軽擦法に終わる。

7 ☐ ○

8 手技療法の遠隔部への応用として誘導マッサージがある。

8 ☐ ○

9 手技療法は創傷部、発疹部、腫瘍部にも行うことができる。

9 ☐ ×：行ってはならない。

10 手技療法は妊娠中の腰腹部と生理中の腰腹部は禁忌である。

10 ☐ ×：妊娠中の腰腹部 → 妊娠中の腹部

11 患者自身の健康部位を用いて他動的に患部を動かす運動を自己他動運動という。

11 ☐ ○

12 等尺性収縮とは、筋の張力が発生しても関節運動が起こらない運動をいう。

12 ☐ ○

13 遠心性収縮とは抵抗が筋の張力より小さい場合にみられる。

13 ☐ ×：小さい → 大きい

14 等速性収縮とは筋の強弱に関係なく筋収縮の速度が全可動域を通して一定の運動をいう。

14 ☐ ○

15 全身運動療法にはラジオ体操や柔体操がある。

15 ☐ ○

16 物理療法で用いられる物理エネルギーには、電気、温熱、放射線がある。

16 □ ×：放射線は用いない。

17 患部を温めたり冷やしたりする治療法を罨法という。

17 □ ○

18 電気療法では一般に高周波数の通電刺激が行われる。

18 □ ×：高周波数 → 低周波数

19 表在性の鎮痛に対しては、高めの低周波刺激が用いられる。

19 □ ○

20 電気療法はペースメーカー装着者にも行うことができる。

20 □ ×：禁忌である。

21 寒冷療法は、慢性期の患者のみに使われることが多い。

21 □ ×：急性、慢性の両期に適応

22 寒冷療法の禁忌として、レイノー病がある。

22 □ ○

23 変換熱療法（深部加熱）には超音波療法がある。

23 □ ○：変換熱療法には、①超短波療法、②極超短波療法、③超短波療法などがある。

24 超音波療法は体内金属がある患者にも使用できる。

24 □ ○

25 極超短波の禁忌として、眼球がある。

25 □ ○

26 表面加熱には、ホットパックがある。

26 □ ○

27 脊椎牽引療法には、胸椎介達牽引と腰椎介達牽引がある。

27 □ ×：胸椎 → 頸椎

MEMO

柔整国試 でるポとでる問

PART 2 柔道整復理論（各論）

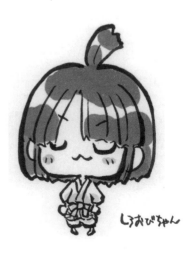

しおびちゃん

1 ▶ 上肢・骨折

鎖骨骨折

- [ ] **鎖骨骨折**の多くは（介達）外力で発生し、定型的な骨折は鎖骨（中外）1/3境界部の（完全）骨折である。成人・高齢者では（転位）が高度で、（第3骨片）を生じる場合があり、整復後も再転位し（変形）を残す。また、再整復の繰り返しは（遷延）治癒や（偽関節）を起こしやすい。

- [ ] **鎖骨完全骨折**では近位骨片は（胸鎖乳突）筋の作用により（上方やや後方）に転位し、遠位骨片は上肢の重量により（下垂）し、（大・小胸）筋の作用により（短縮）転位する。

- [ ] **鎖骨骨折**では患者は頭部を（患）側に傾け胸鎖乳突筋を（弛緩）させて疼痛を緩和している。患側の肩は（下垂）し、肩幅は（減少）する。骨折部の腫脹や（変形）、限局性（圧痛）は著明で、上肢の（運動制限）がみられる。

- [ ] **小児の鎖骨骨折**は（不全）骨折が多く、（上方）凸変形になりやすい。変形治癒でも（自家矯正）され、機能的、外見上の容姿も次第に（改善）される。幼児の（若木）骨折では上方からの軽い圧迫操作を行い、（8字帯）固定を2〜3週間施行する。

- [ ] **鎖骨骨折**の坐位整復法では患者を椅子に座らせ、第1助手が（脊柱）に膝頭をあて両脇に手を入れて両肩を（外後方）へ引き（短縮）転位を取り除く。この際、第2助手が患肢の上腕と前腕を把握し上腕と肩甲骨を（上外方）に持ち上げ、（下方）転位の遠位骨片を近位骨片に近づける。さらに両骨折端を両手で把握し、遠位骨片を近位骨片に適合させるよう（圧迫）を加えて整復する。

- [ ] **鎖骨骨折**では両側肩甲骨が（後上方）に挙上した（胸を張った）姿勢で固定を行う。

- [ ] **鎖骨骨折**の固定法には、（8字帯）固定法、デゾー包帯固定法、（セイヤー）絆創膏固定法、厚紙副子固定法、（T字）状木製板固定法、（バンド）固定法、ギプス固定法、リング固定法などがある。

- [ ] セイヤー絆創膏固定法では、第1帯で肩を（外方）に引き鎖骨の短縮転位を防止し、第2帯で患肢を（挙上）させて下方転位を防止する。さらに第3帯で前腕の重量で骨折部に（圧迫）力を加える。

- [ ] **鎖骨骨折**の合併症・後遺症には（腕）神経叢損傷、（変形）治癒、（偽関節）、（変形性）関節症などがある。偽関節形成による機能的問題は（少ない）。

- [ ] （烏口鎖骨）靭帯が断裂した鎖骨（外1/3）部骨折は（骨癒合）が困難なため、一般に観血療法の適応となる。

図2-1：鎖骨骨折
（中央・遠位1/3境界部)定型的転位

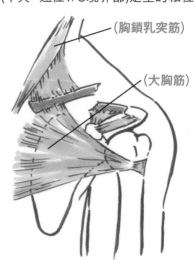

（胸鎖乳突筋）

（大胸筋）

肩甲骨骨折

□ **肩甲骨骨折**は（直達）外力での発生が多く、**骨体部骨折**は（横）骨折となりやすい。転位は（少ない）が、**上角骨折**では、（肩甲挙）筋の作用により肩甲近位骨片は（上内方）に転位する。**下角骨折**では（大円）筋と（前鋸）筋の作用で（前外上方）に転位する。患者は通常患肢を（内転）させて保持し、骨折部に一致した限局性圧痛や（皮下出血斑）が認められる。筋内出血では（外転）障害がみられ（腱板）損傷に類似した症状を示す。転位がない場合は（三角巾）で吊るか、絆創膏による固定を行う。合併症として（肋骨）骨折やそれに伴う（血胸）・（気胸）がある。

□ **肩甲骨関節窩骨折**は肩甲骨後部からの強打、または上肢が外転状態で衝撃を受けた時の（介達）外力で発生する。上腕骨頭は関節窩の破壊により（内方）へ移動し、肩峰が（突出）する。（肩関節前方）脱臼に合併することがある。

図2-2：肩甲骨辺縁部と体部に発生する骨折

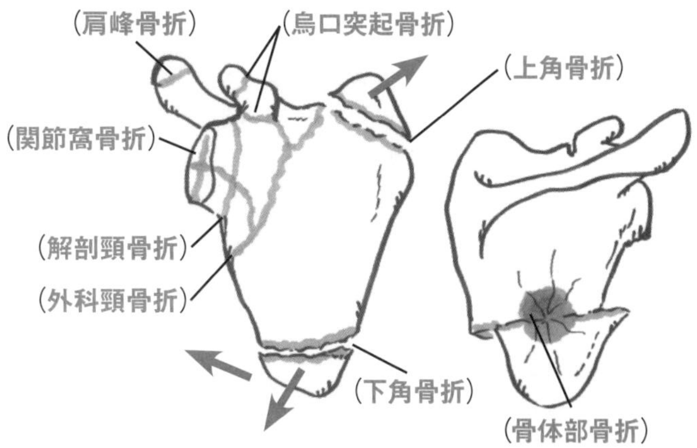

（肩峰骨折）　（烏口突起骨折）　（上角骨折）
（関節窩骨折）
（解剖頸骨折）
（外科頸骨折）
（下角骨折）　（骨体部骨折）

□ 肩甲骨頸部では（解剖）頸骨折はまれで、（外科）頸骨折が多い。

□ **肩甲骨外科頸骨折**では骨片は（前内下方）へ転位する。（肩関節前方）脱臼との鑑別が必要である。

□ **肩峰骨折**は（直達）外力によるものが多いが、（三角）筋の牽引で発生することもある。一般に転位は（軽微）である。

□ **烏口突起骨折**は（単独）骨折はまれで、（肩関節上方）脱臼に伴うものがある。前腕（回外）位で肘関節を屈曲し、上腕を（内方）へ上げる動作で疼痛が誘発される。

上腕骨骨折

□ **上腕骨近位端部骨折**は（結節上）骨折と（結節下）骨折に分類され、前者には（骨頭）骨折、（解剖）頸骨折が含まれ、後者には（外科）頸骨折、（大結節）単独骨折、小結節単独骨折、（結節部貫通）骨折が含まれる。

図2-3-1：上腕骨近位端部骨折の分類

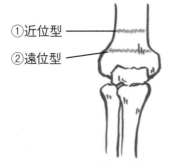
①近位型
②遠位型
顆上骨折

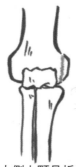
内側上顆骨折

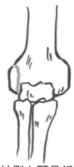
外側上顆骨折

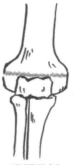
通顆骨折

図2-3-2：上腕骨近位端部骨折の分類

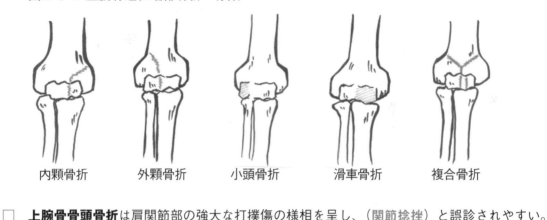

内顆骨折　　　外顆骨折　　　小頭骨折　　　滑車骨折　　　複合骨折

- [ ] **上腕骨骨頭骨折**は肩関節部の強大な打撲傷の様相を呈し、（関節捻挫）と誤診されやすい。初期には（関節運動）を避けて固定肢位のままで（等尺性収縮）運動を行う。関節内骨折のため（骨癒合）が起こりにくく、近位骨片は（阻血性）骨壊死に陥り、（外傷性）関節症を起こすことがある。

- [ ] **上腕骨解剖頸骨折**は（高齢者）に多く、変形は（少ない）が、関節内（血腫）が著明にみられる。肩関節（外転）、水平（屈曲）で固定を行う。

- [ ] **上腕骨外科頸骨折**は（高齢者）に好発し、転倒時に肘や手をついて発生する（介達）外力によるものが多い。遠位骨片が外転位する（外転）型と内転位する（内転）型があるが、（外転）型骨折の方が多い。

- [ ] **上腕骨外科頸外転型骨折**は（肩関節前方）脱臼の外観に類似するが、脱臼時にみられる三角筋の（膨隆消失）は認められず、同部位には骨折血腫による（腫脹）がみられ、肩峰下に（上腕骨骨頭）を触知できるため、鑑別可能である。

- [ ] **上腕骨外科頸骨折**では骨折（血腫）が著明にみられ、皮下出血斑は経過とともに上腕（内側）部から（前胸）部に出現する。肩関節の運動は（制限）されるが、骨折端が（嵌合）することが多く、わずかな自動運動は（可能）である。

- [ ] **上腕骨外科頸外転型骨折**では近位骨片は軽度（内転）し、遠位骨片は（外転）する。遠位骨片が（前内上方）へ転位するため、骨折部は（前内方）凸変形を呈する。肩峰と大結節との間隔は（広く）なり、上腕軸は（外転）する。

- [ ] **上腕骨外科頸内転型骨折**では遠位骨折端は（前外上方）へ転位し、肩峰と大結節の間は（接近）する。

- [ ] **上腕骨外科頸骨折**の合併症には、（腋窩）動脈の圧迫損傷や（腋窩）神経損傷による三角筋麻痺、肩関節の拘縮による（外転・外旋）制限などがある。三角筋麻痺では支配領域の（感覚）障害がみられる。

- [ ] **上腕骨大結節単独骨折**は直達外力によるものの他、腱板の牽引による（裂離）骨折として発生する。転位が著しい場合は、肩関節（外転・外旋）位に固定する。（肩関節前方）脱臼に合併することが多い。

- [ ] **上腕骨小結節単独骨折**は（肩関節後方）脱臼などに合併して発生し、更に（上腕二頭筋長頭腱）脱臼を合併することがある。

- **上腕骨骨幹部骨折**では直達外力によるものは（横）骨折になりやすく、介達外力によるものは（螺旋）骨折や斜骨折になりやすい。介達外力によるものには（投球）骨折など、筋力作用による（捻転）骨折もある。

- **上腕骨骨幹部骨折**では三角筋付着部より近位で骨折すると、（内転）筋群［（大胸筋・大円筋・広背筋）］により近位骨片が（内転）し、遠位骨片は（三角筋）などの作用により（外上方）へ転位する。一方、三角筋付着部より遠位で骨折すると、近位骨片は（前外方）へ転位し、遠位骨片は（後上方）へ転位する。高度な転位では（前外方）凸の変形を呈する。

- **上腕骨骨幹部螺旋状骨折**の近位骨片は（内旋）・（内転）転位する。

- **上腕骨骨幹部骨折**では（偽関節）や（遷延）治癒が発生しやすく、（橈骨）神経麻痺の危険性も高い。初期安静期が過ぎたら上腕骨のみを固定し、肩関節や肘関節の（自動）運動を行い筋（萎縮）や関節（拘縮）を予防する。

図2-4：上腕骨骨幹部骨折転位と筋の関係

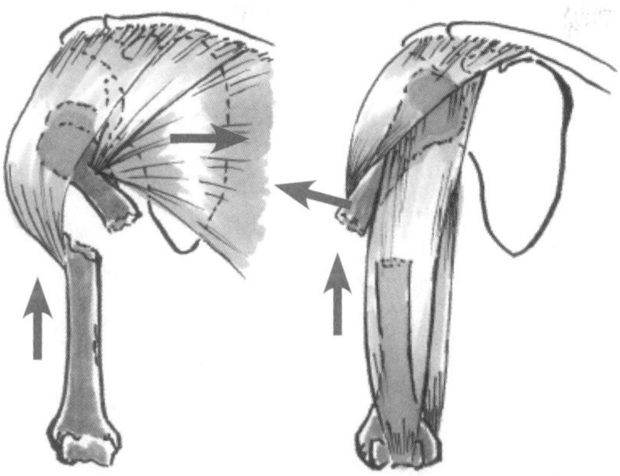

三角筋付着部より　　　　三角筋付着部より
近位での骨折　　　　　　遠位での骨折

- **上腕骨骨幹部骨折**では多少の短縮があっても（機能）障害の原因とはならない。骨折が肘関節に近いほど（内反）変形を起こしやすい。

- **上腕骨顆上骨折**は（幼小児）に好発し、肘関節伸展位で手をついて倒れた時に肘関節部に（前方）凸の屈曲力が作用して骨折する（伸展）型と肘関節屈曲位で肘部をついて倒れた時に起こる（屈曲）型があり、発生頻度は（伸展）型の方が高い。

- **上腕骨顆上伸展型骨折**の骨折線は（前方）から（後上方）に走り、遠位骨片は近位骨片の（後上方）に転位する。内旋転位は必然的に（内反）を引き起こす。屈曲型では骨折線は（後方）から（前上方）に走り、遠位骨片は（前上方）に転位する。

- **上腕骨顆上骨折**では肘関節全体に著明な（腫脹）がみられ、肘関節の運動は（不能）である。（異常可動）性や（軋轢）音が著明にみられ、近位骨片の（短縮）転位により肘関節の厚さと幅が（増大）する。神経損傷は（正中）神経や（橈骨）神経に多くみられる。

- **上腕骨顆上伸展型骨折**では遠位骨片が（上方）に転位するため、（肘関節後方）脱臼と類似の外観を呈し、鑑別が必要となる。

	上腕骨顆上伸展型骨折	肘関節後方脱臼
年齢	（幼小児）に多い	（青壮年）に多い
腫脹	（速やか）に出現する	（次第）に出現する
他動運動	（異常可動性）	（弾発性抵抗）
ヒューター線	肘頭（正常位）	肘頭（高位）
上腕長	（短縮）	（不変）

□ **上腕骨顆上伸展型骨折**では（ヒューター）線※や（ヒューター三角）の位置関係は乱れないが、（肘関節脱臼）では位置関係にずれが生じる。
　※肘関節（伸展）位で後方からみた時に内側上顆と外側上顆を結ぶ線で、正常では線上に（肘頭）が位置する。

図2-5：上腕骨顆上骨折：伸展型骨折と屈曲型骨折

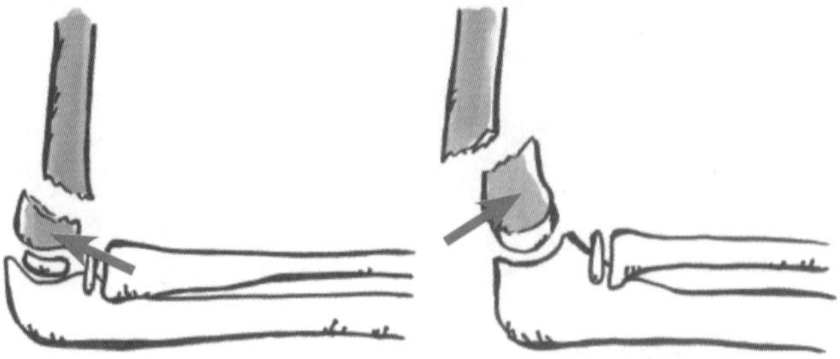

伸展型骨折　　　　　　屈曲型骨折

□ **上腕骨顆上骨折**で内反変形を残した場合、運搬角（CA：キャリングアングル）は（減少）する。また、（傾斜）角（TA）の減少では肘関節の（屈曲）障害が起こりやすい。

□ 骨折線が不明で**上腕骨顆上骨折**を疑う場合、（ファットパッド）サインは骨折を示唆する。

□ **上腕骨顆上伸展型骨折**では、肘関節（90 〜 100）°、前腕（回内）位で固定を行う。

□ **上腕骨顆上骨折**の後遺症には（フォルクマン）拘縮などの阻血性拘縮、暴力的な徒手矯正で発生する（骨化性筋炎）、TA の整復不全で生じる（屈曲）障害、形態的変化として（内反）肘などがある。

□ **上腕骨外顆骨折**は肘関節周辺の骨折では（顆上）骨折に次いで多く、（小児）に好発する。（偽関節）を形成しやすく、成長障害に伴い（外反）肘変形を形成し遅発性（尺骨）神経麻痺を起こすことがある。

□ **上腕骨外顆骨折**は肘関節（伸展）位で手掌をついて倒れた時に（内転）力がかかり、（前腕伸）筋群の牽引作用により発生する（プルオフ）型と肘関節（伸展）位または軽度屈曲位、前腕（回内）位で手をつき倒れた時に起こる（プッシュオフ）型がある。

□ **上腕骨外顆骨折**では骨折線は（外側）の靭帯付着部付近より始まり、滑車中央部のくびれを通り（関節内）で終わる。骨片は（回転）し、肘（前方）へ転位することがあり、この場合（観血）療法の適応となることが多い。

□ **上腕骨内側上顆骨折**は急激な（外転）強制により前腕（屈）筋・（内側側副）靭帯の牽引で発生する（介達）外力によるものが最も多い。（少年）期から（思春）期に好発し、12 〜 15 歳では（骨端線離開）を生じる。（肘関節）脱臼に合併することが多く、（尺骨）神経麻痺を後遺することがある。

□ **上腕骨内側上顆骨折**では骨片（内側上顆骨片）は（前下方）に転位する。転位のある場合、前腕（回内）位・手関節（掌屈）位で固定する。

前腕骨骨折

□ **橈骨近位端部骨折**は前腕（回内）位で手をついて転倒した時の（介達）外力により発症することが多く、頭部骨折は（成人）に、頸部骨折は（小児）に多い。一般に腫脹は（軽度）だが、（関節内）骨折であるため関節内血腫がみられる。橈骨（長軸）方向からの圧迫や肘

関節完全（伸展）時、前腕（回旋）運動時に激痛を生じ、（外反）変形などがみられる。

☐ **橈骨頭骨折**は（関節内）骨折であるため（解剖学）的整復を要するが、小児の軽症例では（自家矯正）を期待できる。

☐ **小児の橈骨近位端部骨折**は（オブライエン）分類で評価され、橈骨関節面の傾斜が（30）°未満は軽度転位であり（肘関節捻挫）との鑑別を要する。

☐ **橈骨近位端部骨折**の合併症・後遺症には上腕骨（内側）上顆骨折、（肘頭）骨折、肘関節（後方）脱臼、骨端線早期閉鎖による（外反）肘変形などがある。

☐ **肘頭骨折**は（成人）に多く、（小児）にはまれである。（直達）外力で生じることが多く、肘関節（屈曲）位で（肘頭）部を強打した際に発生する。（粉砕）骨折となることもある。また、骨折線が（滑車）切痕に入る（完全）骨折が多く、（関節内）骨折となることが多い。

☐ **肘頭骨折**の近位骨片は（上腕三頭）筋の牽引で（延長）転位し、（中枢）方向に移動する。

☐ **肘頭骨折**では肘関節の自動（屈曲）は可能であるが、自動（伸展）は制限される。合併症として肘関節（前方）脱臼や（尺骨）神経麻痺などがみられる。

☐ **肘頭骨折**の整復では、肘関節（伸展）位で近位骨片に直圧を加え遠位骨片と適合させる。固定は肘関節（伸展）位、前腕（回外）位で行う。

☐ **橈骨単独骨折**のうち円回内筋付着部より近位での骨折では、近位骨片は（回外）筋と（上腕二頭）筋の作用で（回外）かつ（屈曲）位に転位し、遠位骨片は円回内筋や方形回内筋により（回内）位に転位する。一方、円回内筋付着部より遠位の骨折では近位骨片は（中間）位に転位し、遠位骨片は（方形回内）筋の作用により（回内）位に転位する。

☐ **橈骨単独骨折**の整復は肘関節（直角屈曲）位で行い、円回内筋付着部より遠位での骨折では前腕（回内回外中間）位とする。

☐ **ガレアジ骨折**は（橈骨）骨幹部（中・下）1/3境界部付近の骨折と（尺骨）頭が脱臼したもので、（逆モンテギア）骨折ともよばれる。（不安定）型の骨折である。本症では（尺骨）神経損傷や手部（尺）側の疼痛の残存、前腕の（回内・回外）可動制限などを後遺することがあり、多くは観血療法となる。

図2-6：ガレアジ骨折

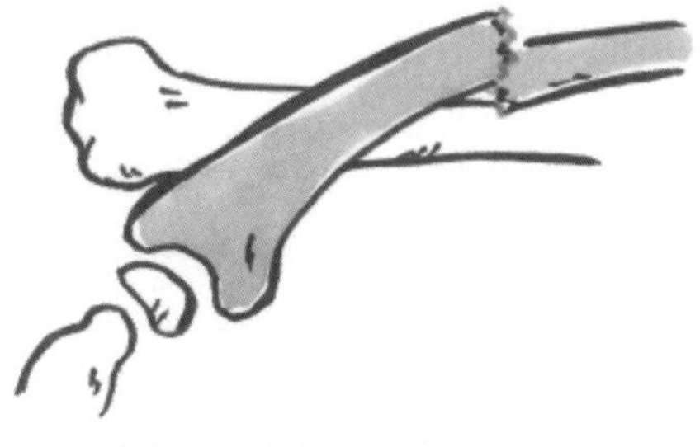

尺骨頭が背側に脱臼したもの

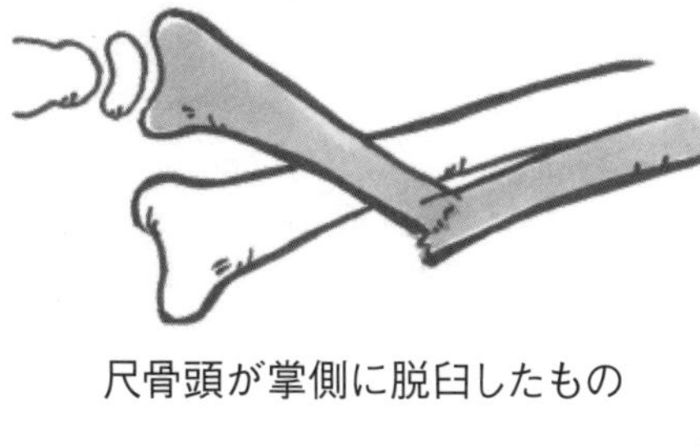

尺骨頭が掌側に脱臼したもの

☐ **尺骨単独骨幹部骨折**は発生頻度が（低く）、（直達）外力による発生が多い。尺骨骨幹部（上・中）1/3境界部の骨折と（橈骨）頭が脱臼したものは（モンテギア）骨折とよばれる。

☐ **モンテギア骨折**では（伸展）型の骨折が多く、伸展型では尺骨が（前方）かつ（外方）凸の屈曲変形を呈し、橈骨頭は（前外方）に脱臼する。屈曲型では尺骨は（後方）凸に屈曲変形し、橈骨頭は（後方）に脱臼する。

□ **モンテギア骨折の伸展型**では肘関節（鋭角屈曲）位、前腕（回外）位で、まず（尺骨骨幹部骨折）の整復を行い、次に（橈骨頭脱臼）を整復する。安定性が（悪く）、整復・固定が（困難）となり（観血）療法が適応されることもある。屈曲型は安定性が（良好）でほとんどが（非観血）的に治療される。屈曲型の固定肢位は肘関節（伸展）位、前腕（回外）位である。

図2-7：モンテギア骨折

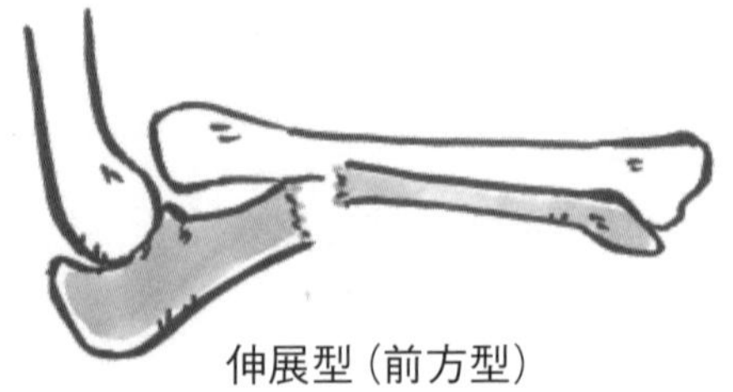

伸展型（前方型）

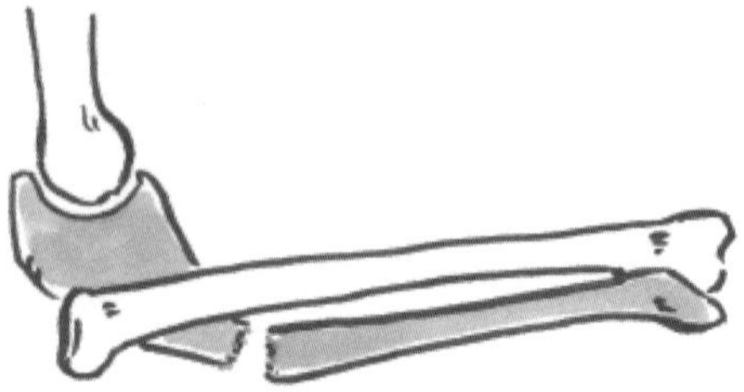

屈曲型（後方型）

□ **モンテギア骨折**は（後骨間）神経麻痺を合併することがあり、この場合（下垂）指を認めるが、運動神経麻痺のため一般に（感覚）障害は起こらない。

□ **橈・尺両骨骨幹部骨折**のうち直達外力によるものは（横）骨折が多く、橈・尺両骨が（同高位）の骨折が多い。介達外力によるものは（斜）骨折が多く、橈骨骨折部が（近位）となるものが多い。幼小児では（遠）位部の（不全）骨折がほとんどで（若木）骨折も多い。

□ **橈・尺両骨骨幹部骨折**のうち円回内筋付着部より近位での骨折では、近位骨片が（回外）筋・（上腕二頭）筋の作用で（回外）、（外転）、屈曲し、遠位骨片は（方形回内）筋の作用で（回内）する。

図2-8：橈・尺両骨骨折：定型的転位

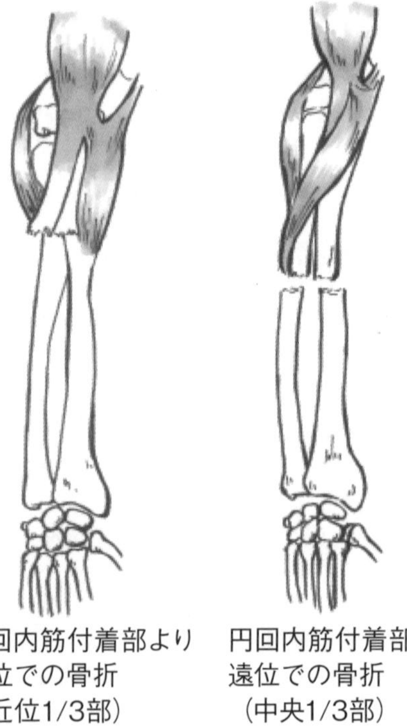

□ **橈・尺両骨骨幹部骨折**のうち円回内筋付着部より近位での骨折では、前腕（回外）位で固定し、円回内筋付着部より遠位の骨折および（転位）のない骨折では前腕（回内回外中間）位で固定する。

□ **橈・尺両骨骨幹部骨折**は（解剖学）的整復が困難であり、（骨癒合）の遷延や（偽関節）形成の可能性も高い。再転位を防ぐための過剰な固定で（コンパートメント）症候群や阻血性（拘縮）を引き起こすことがある。両骨間に（橋状）[（架橋）]仮骨が形成されると前腕（回旋）障害を生じる。

円回内筋付着部より近位での骨折（近位1/3部）

円回内筋付着部より遠位での骨折（中央1/3部）

□ **橈骨遠位端骨折**は手関節の近位（1〜3）cm付近での完全骨折が多く、高齢者では（粉砕）骨折や（多発）骨折となることが多い。遠位端部骨折には**伸展型**の（コーレス）骨折定型的骨折と**屈曲型**の（スミス）骨折があり、辺縁部骨折には（バートン）骨折や（ショウファー）骨折がある。

□ **コーレス骨折**は転倒し（手掌）を衝いた際に橈骨遠位端に受ける（長軸）圧と（伸展 or 背屈）力が強制され（掌）側凸の（屈曲）力が働き発生する。その際、前腕遠位部に過度（回外）の捻転力が加わる。骨折線は（掌）側から（背）側近位方向に走り、遠位骨片は（背）

側転位・（橈）側転位・（短縮）転位・（捻転）転位となるが、捻転転位は（回外）転位である。

☐ **コーレス骨折**では、背側転位が高度になり遠位骨片が近位骨片に（騎乗）・短縮すると（フォーク）状変形を呈する。橈側転位が高度になり（遠位橈尺）関節が脱臼して（尺骨茎状突起）が突出すると（銃剣）状変形を呈する。

☐ **コーレス骨折**では前腕遠位部や手関節、手部にかけて（高度）な腫脹がみられるが、（自発）痛は激甚でない。骨折部の幅と厚さは（増大）し、手は（橈）側に偏位する。

☐ **コーレス骨折**では、転位が軽度の場合（牽引直圧）整復法を、転位が高度な場合（屈曲）整復法を適用する。

☐ **コーレス骨折**では肘関節（90°屈曲）位、前腕（回内）位、手関節軽度（屈曲 or 掌屈）位・（尺屈）位で、肘関節から MP 関節の手前まで固定する。後療法として自発運動をさせると（長母指伸筋腱）の断裂を起こすことがある。

☐ **コーレス骨折**の合併症や後遺症には（尺骨遠位端部）骨折や（舟状骨）骨折、反射性（交感神経）性ジストロフィー、（長母指伸筋腱）の断裂、（手根管）症候群などがある。

☐ **スミス骨折**はコーレス骨折と比べて（まれ）な骨折で、手関節（屈曲 or 掌屈）位で手背を衝いた際に橈骨遠位端部に（背）側凸の（屈曲）力が働き発生する。また手関節（背屈）・（回内）位で手を衝いて前腕遠位部に過度（回内）の捻転力が加わった際にも発生する。遠位骨片の転位は（掌）側転位・（橈）側転位・（短縮）転位・捻転転位となるが、捻転転位は（回内）転位である。

☐ **スミス骨折**では尺骨遠位端が（背）側凸になり、橈骨遠位骨片の（掌）側転位が高度になり近位骨片に騎乗・短縮すると（鋤）状変形を呈する。

☐ **スミス骨折**の整復では（橈骨）動脈の損傷に注意し、固定は肘関節（90°屈曲）位、前腕（回外）位、手関節軽度（伸展 or 背屈）位・（尺屈）位で行う。

☐ **橈骨遠位骨端離開**は（コーレス）骨折と同様の発生機序で起こり、ソルター・ハリスの（Ⅰ・Ⅱ）型が多い。遠位骨片が背側に転位すると（フォーク）状変形を呈する。

☐ **バートン骨折**は手をついて倒れた時に橈骨（遠位端）と（手根）骨が衝突し、橈骨（関節面）に骨折線が及ぶ（関節内）骨折である。遠位骨片が（手根）部とともに掌側に転位するものを（掌側）バートン骨折、背側に転位するものを（背側）バートン骨折という。前者は（スミス）骨折と同様の機序で発生し、後者は（コーレス）骨折と同様の機序で発生する。いずれも骨片の安定性が（悪く）、（観血）療法の適応となることが多い。

掌側バートン骨折は手関節軽度（屈曲 or 掌屈）位、前腕（回内回外中間）位、肘関節（90°屈曲）位で固定し、**背側バートン骨折**は手関節軽度（伸展 or 背屈）位、前腕（回外）位、肘関節（90°屈曲）位で固定する。

ショーファー骨折は手関節（橈屈）強制で発生する橈骨（茎状突起）の（関節内）骨折である。

図2-9：橈骨遠位端部骨折の骨折型

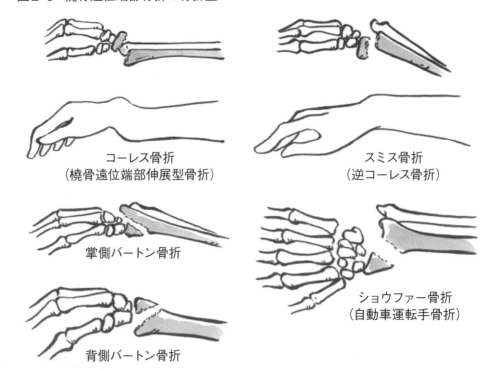

コーレス骨折
（橈骨遠位端部伸展型骨折）

スミス骨折
（逆コーレス骨折）

掌側バートン骨折

背側バートン骨折

ショウファー骨折
（自動車運転手骨折）

手・指の骨折

- **舟状骨骨折**は（腰部）骨折が最も多く、（捻挫）と誤診されやすい。手関節の過度背屈・（橈）屈で発生し、（スナッフボックス）および舟状骨結節部の圧痛や（握力）低下を生じる。陳旧性になると（腕立て伏せ）ができなくなる。

- **舟状骨骨折**では（背）屈・（橈）屈で固定し、母指は軽度（外転）位で（IP）関節手前まで固定する。

- **舟状骨骨折の後遺症**では（近）位骨片が壊死しやすく（偽）関節となり、将来（手根不安定）症を招く可能性がある。

図2-10：舟状骨骨折の分類

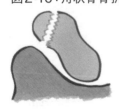 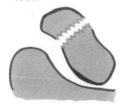 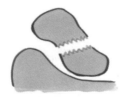 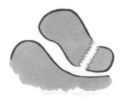

結節部骨折　　　遠位1/3部の骨折　　　中央1/3部　　　近位1/3部の骨折
　　　　　　　　　　　　　　　　　　（腰部）の骨折

- （有鈎骨）骨折は、テニスや野球のグリップエンドで生じる。

- **中手骨頸部骨折**は拳で殴られて生じる。直達外力によるものは（ボクサー）骨折とよばれる。第（4）・（5）指に多く、（背）側凸変形や（ナックルパート）の消失がみられる。（90 － 90°）整復法で処置し、MP 関節（屈曲）位で固定する。

- □ **中手骨骨幹部骨折**には、（直達）外力による横骨折と（介達）外力による斜骨折（またはラセン骨折）がある。横骨折では、骨間筋の収縮作用により骨折部が（背）側に凸状に変形する。
- □ 斜骨折では、短縮・（回旋）転位が起こりやすく、特に（2）・（5）指では回旋が強くなる。

- □ **中手骨骨幹部骨折**では、整復後にMP関節を（屈曲）位として（回旋）転位の確認を行う。回旋転位を遺すと（オーバーラッピング）フィンガーとなる。

- □ 第（1）中手骨（基底）部（掌尺）側面の脱臼骨折を**ベネット骨折**という。母指の（内転）・軸圧により発生し、遠位骨片は（長拇指外転）筋の作用により（橈）側に短縮転位し、（母指内転）筋の作用により（内転）する。固定は、母指最大（外転）位で（IP）関節手前まで行う。

- □ ベネット骨折に加えて（背）側にも骨片を有する骨折を**ローランド骨折**という。

図2-11：ローランド骨折とその他の骨折

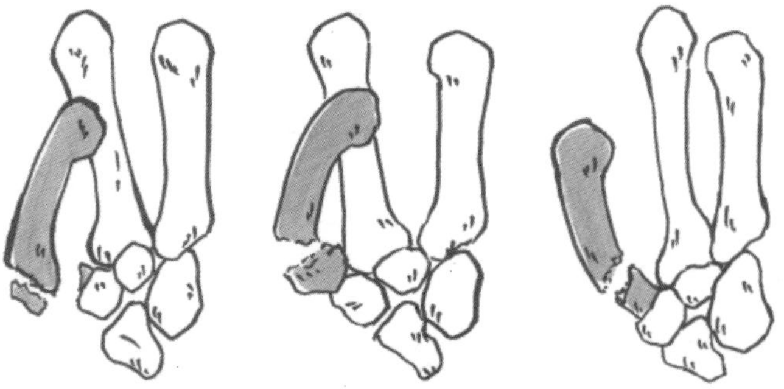

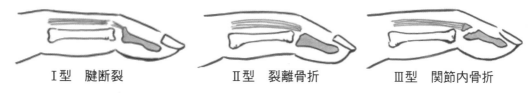

ローランド骨折　　中手骨基部横骨折　　中手骨基部斜骨折

- □ **基節骨骨幹部骨折**では、（骨間）筋の作用により（掌）側凸変形を生じる。PIP関節（屈曲）位固定を行う。

- □ **基節骨骨端線離開**では、（掌）側凸変形と回旋転位を生じるため解剖学的整復が必要となる。小児では第（5）指に伸展・外転が強制されると基節骨基部の骨端線離開［＝ハリス（Ⅱ）型］が生じる。

- □ **中節骨骨折**では、浅指屈筋付着部より近位で骨折すると（背）側凸変形を生じるため、PIP関節を（伸展）位で固定する。

- □ **末節骨骨折**は（直達）外力によるものが多く、深指屈筋付着部よりも（遠位）の骨折では、爪の成長により骨折面が（離開）しやすい。

- □ **マレットフィンガー**はDIP関節が（伸展）不能となるもので、（ドロップ）フィンガー、ベースボールフィンガーともいわれる。

分類	病態	発生機転	治療法
Ⅰ型	（腱）性マレット	（過屈曲）	DIP関節（過伸展）位固定・（6〜8）週
Ⅱ型	（骨）性マレット		DIP関節（過伸展）位固定・（5〜6）週
Ⅲ型	（脱臼骨折）	（軸圧）	観血療法またはDIP関節（伸展）位固定

図2-12：マレットフィンガーの分類

Ⅰ型　腱断裂　　　　Ⅱ型　裂離骨折　　　　Ⅲ型　関節内骨折

1 ▶上肢・骨折 Q&A

Question	Answer

鎖骨骨折

1 鎖骨骨折は直達外力により発生しやすい。

2 鎖骨骨折は高齢者に好発する。

3 小児の鎖骨骨折では第3骨片を生じることが多い。

4 鎖骨骨折は中内1/3境界部の骨折が多い。

5 鎖骨骨折では頸をやや健側に傾け疼痛を緩和させている。

6 鎖骨骨折では上肢の運動制限はみられない。

7 鎖骨骨折では肩幅が増大する。

8 鎖骨骨折の近位骨片の転位には胸鎖乳突筋が作用する。

9 鎖骨骨折では近位骨片は上方やや前方に転位する。

10 鎖骨骨折の遠位骨片の転位は大・小胸筋が作用する。

11 成人・高齢者の鎖骨骨折は再転位を起こしにくい。

12 鎖骨骨折のうち、幼児の若木骨折は手術が必要なことが多い。

13 鎖骨骨折の固定肢位は「胸を張った姿勢」である。

14 鎖骨骨折のセイヤー絆創膏固定法は転位高度に適用される。

15 セイヤー絆創膏固定法では、第Ⅰ帯は患肢を挙上させて下方転位を防止するのに用いられる。

16 鎖骨外端骨折では、肩鎖靭帯が断裂すると骨癒合が遷延する。

---

1 □ ×：直達外力 → 介達外力

2 □ ×：幅広い年齢層に発生する。

3 □ ×：小児 → 成人

4 □ ×：中内 → 中外

5 □ ×：健側 → 患側

6 □ ×：運動制限あり。

7 □ ×：増大 → 減少

8 □ ○

9 □ ×：上方やや前方 → 上方やや後方

10 □ ○：その他、上肢の重量も関与する。

11 □ ×：再転位を起こしやすい。また、整復されても固定困難が多い。

12 □ ×：軽い圧迫操作と固定を行う。

13 □ ○：いわゆる「胸郭拡大位」である。

14 □ ×：転位軽度に適用される。

15 □ ×：第Ⅰ帯 → 第Ⅱ帯

16 □ ×：肩鎖靭帯 → 烏口鎖骨靭帯

17 坐位整復法の第1助手は、患者の前方に位置し短縮転位を取り除く。

16 □ ×：前方に位置する → 後方に位置する

肩甲骨骨折

1 肩甲骨骨折は介達外力により発生することが多い。

1 □ ×：介達外力 → 直達外力

2 体部骨折は縦骨折が多い。

2 □ ×：縦骨折 → 横骨折

3 体部骨折は転位高度となることが多い。

3 □ ×：一般に転位は少ない。

4 体部骨折では患側の肩に外転制限が生じる。

4 □ ○

5 上角骨折では骨片は前外上方に転位する。

5 □ ×：前外上方 → 上内方

6 上角骨折の骨片転位には棘上筋の牽引が関与する。

6 □ ×：棘上筋 → 肩甲挙筋

7 下角骨折の骨片転位には大円筋が関与する。

7 □ ○：その他、前鋸筋が作用する。

8 下角骨折の骨片は後内下方に転位する。

8 □ ×：前外上方に転位する。

9 関節窩骨折では上腕骨頭が外方へ転位する。

9 □ ×：外方 → 内方

10 肩関節前方脱臼に合併した肩甲骨関節窩骨折を骨性バンカート損傷という。

10 □ ○

11 頸部骨折では解剖頸骨折が多い。

11 □ ×：解剖頸 → 外科頸

12 肩峰骨折では高度な骨片転位がみられる。

12 □ ×：一般に転位は軽微である。

13 肩峰骨折後に肩峰下インピンジメントを生じることがある。

13 □ ○：肩峰骨片の下方転位の残存による

14 烏口突起骨折は単独骨折が多い。

14 □ ×：単独骨折はまれである。

15 烏口突起骨折は肩関節上方脱臼に合併することがある。

15 □ ○

上腕骨骨折

1 骨頭骨折は関節捻挫と誤診されやすい。

1 □ ○

2 骨頭骨折は骨癒合が起こりやすい。

2 ☐ ×：関節内骨折であるため、起こりにくい。

3 骨頭骨折の後療法では初期より関節運動を行わせる。

3 ☐ ×：初期は避ける。

4 解剖頸骨折は上腕骨上端部の結節下骨折である。

4 ☐ ×：結節上骨折である。

5 解剖頸骨折は小児に多発する。

5 ☐ ×：高齢者に多い。

6 解剖頸骨折では関節内血腫が著明にみられる。

6 ☐ ○：結節上骨折は関節内骨折である。

7 解剖頸骨折の固定は肩関節内転・屈曲位で行う。

7 ☐ ×：肩関節外転・水平屈曲位

8 解剖頸骨折の後遺症として骨頭壊死がある。

8 ☐ ○

9 外科頸骨折は直達外力によるものが多い。

9 ☐ ×：直達外力 → 介達外力

10 外科頸骨折は内転型と外転型に分類される。

10 ☐ ○

11 外科頸骨折は青壮年に好発する。

11 ☐ ×：高齢者に好発する。

12 外科頸外転型骨折は肩関節後方脱臼の外観と類似する。

12 ☐ ×：後方 → 前方

13 外科頸外転型骨折では近位骨片は内転する。

13 ☐ ○

14 外科頸外転型骨折では遠位骨片は後外上方へ転位する。

14 ☐ ×：後外上方 → 前内上方

15 外科頸内転型骨折では骨幹軸の骨折端部は外方へ向く。

15 ☐ ○

16 外科頸骨折では肩関節の運動は可能である。

16 ☐ ×：大きく制限される。

17 外科頸嵌合骨折では自動運動は不能である。

17 ☐ ×：わずかに可能である。

18 外科頸嵌合骨折では骨癒合が起こりにくい。

18 ☐ ×：骨癒合は良好。

19 外科頸外転型骨折では三角筋の膨隆が消失する。

19 ☐ ×：三角筋膨隆消失は認められない。三角筋膨隆消失は肩関節前方脱臼でみられる。

20 外科頸骨折では肩峰が突出する。

20 ☐ ×：肩峰の突出は肩関節前方脱臼でみられる。

21 外科頸骨折では上腕内側から前胸部に広がる皮下出血がみられる。

21 ☐ ○

22 外科頸外転型骨折では肩峰と大結節との間隔は狭くなる。

22 □ ×：広くなる。

23 外科頸外転型骨折では初期より外転位で固定する。

23 □ ×：外転位 → 内転位

24 外科頸内転型骨折は内転位固定を行う。

24 □ ×：外転位固定を行う。

25 外科頸骨折では腋窩神経が損傷されやすい。

25 □ ○

26 外科頸骨折では三角筋麻痺を合併することがある。

26 □ ○：腋窩神経損傷による三角筋麻痺

27 外科頸骨折では上腕骨の外転拘縮を生じる。

27 □ ×：外転 → 内転

28 大結節骨折は高齢者に多い。

28 □ ×：青壮年に多い。

29 大結節骨折は肩鎖関節脱臼に合併して発症することが多い。

29 □ ×：肩関節前方脱臼に合併する。

30 大結節骨折で転位が高度の場合は肩関節外転・外旋位で固定する。

30 □ ○：近位骨片（大結節骨片）は外転・外旋転位のため遠位骨片（上腕骨体）を合わせる。

31 小結節骨折は肩関節前方脱臼に合併することが多い。

31 □ ×：前方 → 後方

32 小結節単独骨折では上腕三頭筋腱脱臼を生じる。

32 □ ×：上腕二頭筋長頭腱脱臼

33 近位骨端線離開の骨折線は関節包の内外にわたる。

33 □ ○

34 骨幹部骨折は青壮年に好発する。

34 □ ○

35 骨幹部骨折で介達外力によるものは横骨折が多い。

35 □ ×：介達外力 → 直達外力

36 骨幹部骨折では自家筋力によるものは螺旋骨折が多い。

36 □ ○

37 三角筋付着部よりも近位の骨幹部骨折では近位骨片は内上方に転位する。

37 □ ×：内上方 → 内方

38 三角筋付着部よりも近位の骨幹部骨折では遠位骨片は内上方に転位する。

38 □ ×：内上方 → 外上方

39 三角筋付着部よりも遠位の骨幹部骨折では近位骨片は前外方に転位する。

39 □ ○

40 三角筋付着部よりも遠位の骨幹部骨折では遠位骨片は前上方に転位する。

40 □ ×：前上方 → 後上方

41 三角筋付着部よりも近位の骨幹部骨折では近位骨片の転位に上腕二頭筋が関与する。	**41** □ ×：上腕二頭筋 　→ 大胸筋、大円筋、広背筋
42 骨幹部投球骨折の遠位骨片は外旋・外転転位する。	**42** □ ○：捻転（螺旋状）骨折である。
43 骨幹部横骨折は阻血性骨壊死が発生しやすい。	**43** □ ×：偽関節が発生しやすい。
44 骨幹部骨折のファンクショナルブレースは初期固定に適している。	**44** □ ×：機能的装具療法は初期安静期が過ぎてから行う。
45 骨幹部骨折では尺骨神経麻痺を生じやすい。	**45** □ ×：尺骨神経 → 橈骨神経
46 骨幹部骨折は下垂手の原因となる。	**46** □ ○
47 骨幹部骨折では多少短縮しても機能障害は少ない。	**47** □ ○
48 骨幹部骨折では外反変形を起こしやすい。	**48** □ ×：外反 → 内反
49 顆上骨折は高齢者に多く発生する。	**49** □ ×：高齢者 → 小児
50 顆上骨折は伸展型の頻度が高い。	**50** □ ○
51 顆上伸展型骨折は肘関節部に後方凸の屈曲力が作用して発生する。	**51** □ ×：後方 → 前方
52 顆上屈曲型骨折は肘関節屈曲位で肘部をついて発生する。	**52** □ ○
53 顆上伸展型骨折では骨折線は前下方から後上方に走行する。	**53** □ ○
54 顆上伸展型骨折の遠位骨片は前下方に転位する。	**54** □ ×：前下方 → 後上方
55 顆上屈曲型骨折では遠位骨片が近位骨片の後上方に転位する。	**55** □ ×：後上方 → 前上方
56 顆上伸展型骨折は肘関節後方脱臼の外観と類似する。	**56** □ ○
57 顆上伸展型骨折ではヒューター線より肘頭が高位となる。	**57** □ ×：ヒューター線と肘頭の位置関係は乱れない。
58 顆上伸展型骨折では上腕長は短縮する。	**58** □ ○：後上方転位により短縮する。
59 上腕骨顆上部のファットパッドサインは関節包の断裂を示唆する。	**59** □ ×：骨折を示唆する。関節包断裂では血腫が流出しファットパッドサインは確認しにくい。

60 顆上伸展型骨折では前腕の固定肢位は回外位とする。	60 ☐ ×：回外位 → 回内位
61 顆上伸展型骨折では肘関節を70〜80°で固定する。	61 ☐ ×：90〜100°で固定する。
62 顆上骨折の変形治癒では内反肘よりも外反肘が多い。	62 ☐ ×：外反肘よりも内反肘が多い。
63 顆上伸展型骨折では肘関節運動障害を生じる。	63 ☐ ○
64 外顆骨折は高齢者に好発する。	64 ☐ ×：高齢者 → 幼小児
65 外顆骨折は関節内骨折である。	65 ☐ ○
66 外顆骨折は上腕骨遠位端部骨折では最も多い。	66 ☐ ×：顆上骨折の次に多い。
67 外顆骨折は発症機序から伸展型と屈曲型に分類される。	67 ☐ ×：Pull off型とPush off型
68 外顆骨折は肘関節伸展位で受傷する。	68 ☐ ○
69 外顆骨折のPull off型は肘関節に外転力が働いたときに生じる。	69 ☐ ×：外転力 → 内転力
70 外顆骨折では骨片は前内方へ転位する。	70 ☐ ×：前内方 → 前外方
71 外顆骨折では内反肘を生じやすい。	71 ☐ ×：内反肘 → 外反肘
72 外顆骨折は遅発性橈骨神経麻痺を後遺する。	72 ☐ ×：橈骨神経 → 尺骨神経
73 内側上顆骨折は肘関節脱臼に合併して発症することが多い。	73 ☐ ○
74 内側上顆骨折は関節包内骨折である。	74 ☐ ×：関節包内 → 関節包外
75 内側上顆骨折では前腕屈筋群により骨片が転位する。	75 ☐ ○

前腕骨骨折

1 橈骨近位端部骨折は直達外力による発生が多い。	1 ☐ ×：介達外力が多い。
2 橈骨近位端部骨折は肘関節伸展外反位で手をついて受傷する。	2 ☐ ○

3 幼小児の橈骨近位端部骨折では骨端線離開は生じない。

3 □ ×：幼小児は若木骨折や竹節状骨折などが多く、予後は良好であり、ときには骨端線離開が発生する。

4 橈骨近位端部骨折は成人では頭部より頸部に多い。

4 □ ×：頸部より頭部に多い。

5 橈骨近位端部（橈骨頭・橈骨頸部）骨折では関節血腫はみられない。

5 □ ×：関節内での骨折のため、関節血腫はみられる。

6 橈骨近位端部骨折は他の骨折より腫脹が高度なことが多い。

6 □ ×：関節包内骨折のため腫脹軽度が多い。

7 橈骨近位端部骨折では前腕の回旋運動時に激痛がみられる。

7 □ ○

8 成人の橈骨近位端部骨折では解剖学的整復が必要である。

8 □ ○

9 橈骨近位端部骨折では前腕の固定肢位は回内位である。

9 □ ×：回内位 → 回外位

10 橈骨近位端部骨折後の肘関節や前腕の機能は早期に回復する。

10 □ ×：非常に緩慢で長期を要する。

11 肘頭骨折は成人に多い。

11 □ ○：小児にはまれ。

12 肘頭骨折は肘関節伸展位で手掌をついて転倒した際に発生しやすい。

12 □ ×：伸展位 → 屈曲位

13 肘頭骨折は介達外力では粉砕骨折となる。

13 □ ×：介達外力 → 直達外力

14 肘頭骨折は関節内骨折が多い。

14 □ ○

15 肘頭骨折では肘関節の自動屈曲が不能になる。

15 □ ×：可能である。自動伸展は制限される。

16 肘頭骨折では肘関節の伸展力が著明に低下する。

16 □ ○

17 肘頭骨折では上腕二頭筋の牽引により延長転位が生じる。

17 □ ×：上腕二頭筋 → 上腕三頭筋

18 肘頭骨折は再転位を起こしやすい。

18 □ ○

19 肘頭骨折の固定肢位は肘関節鋭角屈曲位、前腕回内位である。

19 □ ×：伸展位、前腕回外位で固定する。

20 円回内筋付着部より近位の橈骨骨幹部単独骨折では近位骨片は回内・回外中間位となる。

20 □ ×：回内・回外中間位 → 回外・屈曲位

21 円回内筋付着部より遠位の橈骨骨幹部単独骨折では近位骨片は回内位となる。	21 □ ×：回内位 → 回内・回外中間位
22 橈骨骨幹部下1/3骨折では遠位骨片の転位に上腕二頭筋が関与する。	22 □ ×：上腕二頭筋 → 方形回内筋
23 円回内筋付着部より遠位の橈骨単独骨幹部骨折における前腕の固定肢位は回内回外中間位である。	23 □ ○
24 尺骨単独骨幹部骨折は定型的転位を呈することが多い。	24 □ ×：外力の働いた方向に転位する。
25 ガレアジ骨折は比較的頻度が高い骨折である。	25 □ ×：まれな骨折である。
26 ガレアジ骨折は尺骨骨幹部骨折に遠位橈尺関節脱臼を合併したものである。	26 □ ×：尺骨 → 橈骨
27 ガレアジ骨折では尺骨頭が背側に脱臼するものが多い。	27 □ ○
28 ガレアジ骨折は再転位・再脱臼が起こりやすい。	28 □ ○
29 ガレアジ骨折では橈骨神経麻痺を合併しやすい。	29 □ ×：橈骨神経 →尺骨神経
30 モンテギア骨折は尺骨中・下1/3部の骨折と橈骨頭の脱臼を合併したものである。	30 □ ×：中・下1/3 → 上・中1/3
31 モンテギア骨折は屈曲型が多い。	31 □ ×：伸展型が多い。
32 モンテギア伸展型骨折では橈骨頭が後外方に脱臼する。	32 □ ×：後外方 → 前外方
33 モンテギア伸展型骨折は高齢者に多い。	33 □ ×：小児に多い。
34 モンテギア伸展型骨折では骨折部は後内側凸変形を生じる。	34 □ ×：後内側凸 → 前外側凸
35 モンテギア骨折では橈骨頭脱臼から整復する。	35 □ ×：尺骨骨折から整復する。
36 モンテギア伸展型骨折は肘関節鋭角屈曲位、回外位で固定する。	36 □ ○
37 モンテギア伸展型骨折は非観血的に治療されることが多い。	37 □ ×：伸展型 → 屈曲型
38 モンテギア屈曲型骨折は安定性が悪く観血療法を行うことがある。	38 □ ×：屈曲型 → 伸展型

39 介達外力による橈・尺両骨骨幹部骨折では両骨同位の骨折が多い。

39 □ ×：介達外力 → 直達外力

40 小児の橈・尺両骨骨幹部骨折では完全骨折が多い。

40 □ ×：完全骨折 → 不全骨折

41 転位高度な橈・尺両骨骨幹部骨折は再転位の可能性が大きい。

41 □ ○

42 転位高度な橈・尺両骨骨幹部骨折でも2骨同時の整復は比較的容易である。

42 □ ×：一般に2骨同時整復は困難である。

43 青壮年の橈・尺両骨骨幹部骨折は転位が大きいものが多い。

43 □ ○

44 橈・尺両骨骨幹部骨折の多くは肘関節伸展位または軽度屈曲位で来院する。

44 □ ○

45 転位のない橈・尺両骨骨幹部骨折の前腕の固定肢位は回外位である。

45 □ ×：回外位 → 回内回外中間位

46 橈・尺両骨骨幹部骨折の後遺症として肘関節屈曲障害がある。

46 □ ×：偽関節、橋状仮骨、阻血性拘縮など。

47 コーレス骨折は尺骨下端部の骨折である。

47 □ ×：尺骨 → 橈骨

48 橈骨遠位端部骨折の定型的骨折は伸展型の骨折である。

48 □ ○：コーレス骨折

49 コーレス骨折は主に直達外力によって発生することが多い。

49 □ ×：直達外力 → 介達外力

50 コーレス骨折の骨折線は背側から掌側上方へ走る。

50 □ ×：掌側から背側近位方向に走る。

51 コーレス骨折では遠位骨片は背側、回外、短縮、尺側転位する。

51 □ ×：尺側 → 橈側

52 コーレス骨折では手関節運動制限がみられる。

52 □ ○

53 コーレス骨折では橈骨の尺側傾斜角と掌側傾斜角が増大傾向となる。

53 □ ×：増大 → 減少

54 コーレス骨折で背側転位が強いと銃剣状変形をきたす。

54 □ ×：銃剣状 → フォーク状

55 コーレス骨折の固定肢位は固定後2週過ぎより良肢位に近づける。

55 □ ○

56 コーレス骨折の合併症に長母指屈筋腱の断裂がある。	56 □ ×：長母指屈筋腱 → 長母指伸筋腱
57 スミス骨折は橈骨遠位端部に掌側凸の力が働いて発生する。	57 □ ×：掌側 → 背側
58 逆コーレス骨折の骨折線は、背側から掌側近位に走る。	58 □ ○
59 スミス骨折はコーレス骨折よりも発生頻度が高い。	59 □ ×：高い → 低い
60 スミス骨折の遠位骨片は掌側、短縮、尺側転位する。	60 □ ×：尺側 → 橈側
61 スミス骨折における牽引直圧整復法は高度転位に適用される	61 □ ×：高度転位 → 軽度転位
62 スミス骨折は前腕回内位で固定する。	62 □ ×：回内位 → 回外位
63 スミス骨折は一般に再転位しやすい。	63 □ ○
64 橈骨遠位骨端線離開では遠位骨片が掌側に転位するものが多い。	64 □ ×：掌側 → 背側
65 小児の遠位骨端線離開ではソルター・ハリスのⅡ型が多い。	65 □ ○
66 橈骨遠位骨端線離開のソルター・ハリスⅠ・Ⅱ型は予後不良である。	66 □ ×：一般に予後良好（自家矯正もしやすい）
67 バートン骨折は関節外骨折である。	67 □ ×：関節外 → 関節内
68 バートン骨折は橈骨上端部の骨折である。	68 □ ×：上端部 → 下端部
69 背側バートン骨折はスミス骨折と同様の発生機序で発生する。	69 □ ×：スミス骨折 → コーレス骨折
70 掌側バートン骨折では遠位骨片は掌側近位に転位する。	70 □ ○
71 バートン骨折は安定性が良く、一般に非観血療法の適応となることが多い。	71 □ ×：安定性が悪く観血療法適応が多い。

手・指の骨折

1 舟状骨骨折では結節部骨折が最も多い。

1 □ ×：体部（腰部）骨折が多い。

2 舟状骨骨折では遠位骨片が壊死しやすい。

2 □ ×：近位骨片が壊死しやすい。

3 舟状骨骨折ではリスター結節部に圧痛が見られる。

3 □ ×：スナッフボックスの圧痛

4 舟状骨骨折は握手をすると痛がるのが特徴である。

4 □ ○：握力の低下が見られるため握手をすると痛がる。

5 舟状骨骨折は、掌屈・尺屈位で固定する。

5 □ ×：背屈・橈屈位（舟状骨は背屈・橈屈で受傷するが、固定肢位も背屈・橈屈位であるのが特徴）

6 舟状骨骨折では母指MP関節手前まで固定する。

6 □ ×：母指IP関節手前まで固定する。

7 舟状骨骨折は、捻挫と誤診されやすい。

7 □ ○：舟状骨骨折は初診時X-Pで判定が難しい。

8 舟状骨骨折は偽関節となりやすい。

8 □ ○

9 舟状骨骨折は手根不安定症となりやすい。

9 □ ○

10 ボクサー骨折は手根骨骨折のひとつである。

10 □ ×：中手骨頸部骨折であり、パンチ骨折ともいわれる。

11 ボクサー骨折は第2・3指に多い。

11 □ ×：第4・5指に多い。

12 ボクサー骨折は背側凸変形を呈する。

12 □ ○：骨間筋の作用で背側凸変形を呈する。

13 ボクサー骨折の整復はMP関節を伸展位で牽引する。

13 □ ×：MP関節を屈曲位で牽引する（90－90度整復法）。

14 ボクサー骨折の固定肢位はMP関節伸展位である。

14 □ ×：MP関節を屈曲位で固定する（側副靭帯を緩める）

15 中手骨骨幹部骨折は背側凸変形となりやすい。

15 □ ○：骨間筋の作用で背側凸変形となりやすい。

16 中手骨骨幹部骨折では回旋転位は第3・4指に著明である。

16 □ ×：第2・5指（深横中手靭帯が一側に付着するため）

17 中手骨骨幹部骨折では軽度の回旋転位を残しても問題はない。

17 □ ×：少しの回旋転位でもオーバーラッピングフィンガーとなりやすい。

18 中手骨骨幹部骨折では指を完全伸展位とし回旋転位の確認を行う。

18 □ ×：MP関節を屈曲位として整復確認を行うことが大切。

19 中手骨骨幹部骨折の治療ではMP関節屈曲位で固定する。

20 ベネット骨折は第1中手骨骨幹部骨折である。

21 ベネット骨折の近位骨片は原位置に残る。

22 ベネット骨折の遠位骨片は内転転位する。

23 基節骨骨幹部骨折ではPIP関節を屈曲位にして固定する。

24 浅指屈筋付着部より近位骨折ではPIP関節を屈曲位に固定する。

25 浅指屈筋付着部より遠位骨折ではPIP関節を屈曲位に固定する。

26 マレットフィンガーは突指などによるPIP関節伸展障害である。

27 マレットフィンガーのⅠ型は終止腱の断裂である。

28 マレットフィンガーのⅡ型はⅠ型よりも固定期間が長い。

29 マレットフィンガーのⅢ型はDIP関節を過伸展位に固定する。

19 □ ○：側副靭帯を緩める肢位で固定する。

20 □ ×：骨幹部 → 骨基部

21 □ ○：第1中手骨基部掌尺側面の脱臼骨折である。

22 □ ○：拇指内転筋により内転し、長拇指外転筋により橈側・短縮転位する。

23 □ ○：骨間筋により掌側凸変形となるため屈曲位で固定する。

24 □ ×：浅指屈筋により背側凸変形となるためPIP関節を伸展位に固定する。

25 □ ○：浅指屈筋により掌側凸変形となるためPIP関節を屈曲位に固定する。

26 □ ×：PIP関節 → DIP関節

27 □ ○：Ⅰ型は腱断裂、Ⅱ型は裂離骨折、Ⅲ型：脱臼骨折。

28 □ ×：Ⅰ型の方がⅡ型よりもやや長い。

29 □ ×：Ⅲ型は過伸展・軸圧損傷であるため、DIP関節を過伸展位に固定すると転位を起こす。伸展0度が正しい。

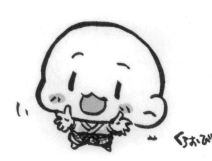

くろおびくん

2 ▶上肢・脱臼

鎖骨の脱臼

☐ **胸鎖関節脱臼**は（介達）外力や投球動作などの（筋力）作用で発症する。（前方）脱臼が最も多く、（下方）脱臼はない。鎖骨近位端が（前方）に突出し、患側の肩が（下垂）して頭部は（患）側に傾く。上肢の外転運動は（不能）で、外観は（鎖骨近位端）骨折と類似する。固定が難しく、鎖骨近位端の（突出）変形を残しやすい。

☐ **胸鎖関節脱臼**では鎖骨近位端の突出により、小児では（骨端線離開）を起こす。

☐ **鎖骨脱臼**のほとんどは肩鎖関節の（上方）脱臼で、（前方）脱臼はない。（男子）に多く、肩峰への（直達）外力や手掌や肘をついた時の（介達）外力で発生する。介達外力では（不全）脱臼となることが多い。小児では同じ発生機転で（鎖骨骨折）となる。

☐ **肩鎖関節上方脱臼**は（Tossy）の分類により、３つの重症度に分類される。

	関節包・肩鎖靭帯	烏口鎖骨靭帯	転位（％）	治療法
Ⅰ度	（部分断裂）	（健全）	（0）	（保存）療法
Ⅱ度	（完全断裂）	（部分断裂）	（50）	
Ⅲ度	（完全断裂）	（完全断裂）	（100）	（観血）療法

図2-13：肩鎖関節損傷の分類（Tossy,1963）

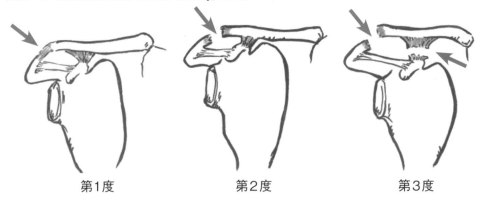

第1度　　　　第2度　　　　第3度

☐ **肩鎖関節上方脱臼**では鎖骨遠位端が（階段状）に突出し、（ピアノキー）サイン（反跳症状）や上腕の（外転）制限がみられる。また、患側肩幅が（狭く）みえ、頭部を（患）側に傾けるなどの症状がみられる。外観は（鎖骨遠位端）骨折と類似する。

☐ **肩鎖関節上方脱臼**【第２度損傷】の固定法として絆創膏固定、（ロバート・ジョーンズ）固定、（肩麦穂帯）、三角巾などが用いられる。固定期間は（5〜6）週行う。効果的な固定が困難なため、（階段状）の突出変形を残しやすい。陳旧例ではまれに鎖骨遠位端の（肥大）変形や（石灰）沈着を生じることがある。

66

鑑別疾患	肩鎖関節上方脱臼	鎖骨遠位端骨折
1）触診	鎖骨の肩峰端触知（丸い）	鎖骨の骨折端触知（ギザギザ）
2）変形	階段状変形	腫脹のため（不明瞭）
3）固有症状	ピアノキーサイン	（軋轢）音、異常可動性

肩関節脱臼

- □ **肩関節脱臼**は（烏口下）脱臼が90％で、（成人）に多く、（小児）に少ない。骨頭に比べて関節窩が（小さく）、（浅い）（3:1 または 4:1）ため発生しやすい。また、可動域が（広く）、関節包や補強靭帯に（緩み）があり関節の固定を（筋）に依存していることや体表面上の突出した部位にあり、（外力）を受けやすいことも要因となる。

肩関節脱臼の分類	
前方脱臼	（烏口下）脱臼、（鎖骨下）脱臼
後方脱臼	（肩峰下）脱臼、（棘下）脱臼
下方脱臼	（腋窩）脱臼、（関節窩下）脱臼
上方脱臼	（烏口突起上）脱臼

図2-14：肩関節脱臼①

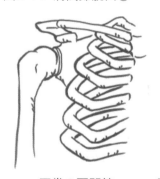 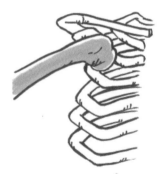 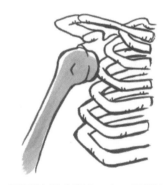

正常の肩関節　　　肩関節前方脱臼：鎖骨下脱臼　　　肩関節前方脱臼：烏口下脱臼

- □ **烏口下脱臼**は、肩関節の過度な（外転）・（外旋）・（伸展）により生じる。上腕軸は約30°（外転）し、（内旋）位に弾発性固定がみられる。三角筋膨隆の（消失）や肩峰の角状（突出）、肩峰下の（空虚）などがみられ、骨頭は（烏口下）に触知される。さらに（モーレンハイム窩）が消失し、上腕は（延長）して見える。

- □ **鎖骨下脱臼**では上腕の外転度は烏口下脱臼より（大きく）なり、上腕は（短縮）して見える。

- □ **肩関節前方脱臼**の合併症として（大結節）骨折、上腕骨（骨頭）骨折、（関節窩縁）骨折（＝骨性バンカート）などがある。また、（腋窩）神経障害の合併により三角筋麻痺が、（筋皮）神経の障害により肘屈曲力の低下、（前腕外側）の知覚障害などが生じる。その他、（バンカート）損傷、（腱板）断裂などを合併する。

鑑別疾患	肩関節前方脱臼	上腕骨（外科頸）外転型骨折
1）三角筋膨隆	（消失）	（血腫）著明
2）骨頭の位置	肩峰下に（空虚）	肩峰下に（触知）
3）関節運動	（弾発）性固定	軋轢音・異常可動性
4）年齢	（青壮年）	（高齢者）

☐ **肩関節前方脱臼**の整復には（コッヘル）法、（ゼロポジション）法、（スティムソン）法（吊り下げ法）などが用いられる。その他、（クーパー）法（槓杆法）、（ドナヒュー）法（吊り下げ法）、（モーテ）法（挙上法）、（ミルヒ）法（挙上法）などがある。

☐ コッヘル法は上腕を（内転）→（外旋）→ 前方挙上 →（内転・内旋）させて整復を行う。

☐ スティムソン法は（腹臥）位で、重りにより患肢を（牽引）して行う。

☐ **肩関節前方脱臼**の固定は約（3）週間行う。

☐ **肩峰下脱臼**では骨頭を肩峰下部（後方）に触知する。

☐ **腋窩脱臼**では、上腕の外転は前方脱臼より（高度）になり、**関節窩下脱臼**では上腕を（挙上）した状態に固定される。

☐ **肩関節後方脱臼**の整復には（デパルマ）法を用い、**下方脱臼**では（垂直牽引）法や（ヒポクラテス）法を用いる。

☐ **肩関節脱臼**では軽度屈曲・（内旋）位固定を行う。（若年者）では反復性脱臼予防のため長めに、（中高年）では拘縮予防のため短めにする。

☐ **肩関節脱臼**の後療法では（コッドマン）体操が有効である。

☐ （外傷）を契機に脱臼、亜脱臼を繰り返す病態を**反復性肩関節脱臼**という。（若い）ほどなりやすく、（バンカート）損傷や骨性バンカート、（ヒルサックス）損傷を生じることがある。

☐ **バンカート損傷**は（前下）関節唇が剥離するもので、（3）時〜（5）時のゾーンで起こる。

☐ **骨性バンカート**は（関節窩縁）の骨折をいう。

☐ **ヒルサックス損傷**は上腕骨頭の（後外）側面の骨欠損で、脱臼骨頭が整復されるとき、関節窩と衝突するために起こる。

☐ **反復性肩関節脱臼**では、（アプリヘンション）テストが陽性となる。
肩関節脱臼におけるバンカートの修復のためには肩関節（外旋）位固定が推奨される。

図2-15：肩関節脱臼②

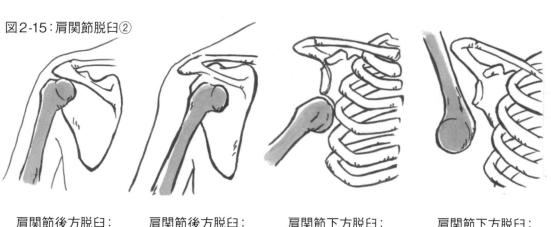

肩関節後方脱臼：　　　肩関節後方脱臼：　　　肩関節下方脱臼：　　　肩関節下方脱臼：
肩峰下脱臼　　　　　　棘下脱臼　　　　　　　腋窩脱臼　　　　　　　関節窩下脱臼

肘関節脱臼

☐ **肘関節脱臼（前腕両骨脱臼）**は（前方）脱臼、（後方）脱臼、（側方）脱臼、（分散）脱臼に分類される。

☐ **肘関節脱臼**では前腕両骨（後方）脱臼が多く、分散型はさらに（前後）型と（側方）型に分類される。（青壮年）に多いが、小児では同じ発生機転で（顆上骨折）となりやすい。

☐ **肘関節後方脱臼**は肘関節が（過伸展）され、肘頭が支点となって上腕骨を前方へ押し出すことで発生し、関節包（前面）は断裂する。肘頭の（後方）突出変形をきたし、肘関節は屈曲（30〜40）度に弾発性固定され、（上腕三頭筋）を索状に触れる。また、（ヒューター）線が乱れて（肘頭）高位となる。外見上、上腕骨顆上（伸展）型骨折に類似し、前腕は（短縮）する（P47 参照）。

☐ **肘関節後方脱臼**の合併症として、尺骨（鈎状突起）、上腕骨（内側上顆）（小児に多い）、上腕骨外顆、橈骨（頭）の骨折がある。神経障害は（正中）神経、（尺骨）神経の順に多くみられ、（内側）側副靭帯損傷が頻発する。

☐ **肘関節後方脱臼**の整復では（脱臼肢位）の角度に長軸末梢牽引し、一手で肘頭を（前方）へ圧迫しながら肘関節を（屈曲）する。固定は肘関節（直角）位、前腕（回内回外中間）位で上腕（近位）から MP 関節手前まで約（3週間）行う。強引な他動矯正や（マッサージ）は（骨化性筋炎）を併発しやすいため、後療法では固定に含まれない肩、手指の関節は可動域訓練を（自動）運動で行う。

☐ **肘関節前方脱臼**では（肘頭）骨折を合併することが多い。

☐ **橈骨頭単独脱臼**は橈骨頭が（前方）に脱臼するものが多く、橈骨神経［（後骨間）神経］を損傷しやすい。

☐ **肘内障**は（2〜4）歳に好発し、前腕の（牽引）に（回内）力が加わり（橈骨頭）が（輪状）靭帯から逸脱することで発症する。前腕（回内）位、肘関節（軽度屈曲）位で来院し、腫脹や発赤は（ない）が、（回外）制限が特徴である。（整復）音または患肢の（自動）使用で肘内障の整復を確認する。

手関節および手指部の脱臼

☐ **遠位橈尺関節脱臼**は、回内位や回外位で（手をついた）時に起こる。過度回内では尺骨頭が（背）側に脱転し［（背）側脱臼］、過度回外では（掌）側に脱転する［（掌）側脱臼］。多くは（橈骨遠位端）骨折または（ガレアジ）骨折に伴って起こる。

☐ **遠位橈尺関節背側脱臼**では前腕は（回内）位をとり、**掌側脱臼**では（回外）位をとる。また、橈尺関節が離開すると手関節の横径が（増大）する。

☐ **月状骨脱臼**や**月状骨周囲脱臼**は（20〜50）歳の（男性）に好発する。手関節の過度背屈により（月状骨周囲）脱臼が起こり、さらに背屈されると（月状骨）脱臼を生じる。（正中）神経麻痺や（舟状骨）骨折を合併することがあり、手部の（捻挫）との鑑別が必要である。

☐ **月状骨骨折**や**月状骨周囲脱臼**では手根部の前後径が（増大）し、第（1〜3）指（掌）側面に痛みやしびれ、感覚鈍麻が生じる。固定はMP関節を含めて、（回内）位、（掌屈）位で行う。

☐ **月状骨周囲脱臼**では月状骨の位置は（正常）で、手根骨が（背）側、（橈）側へ脱臼する。**月状骨脱臼**では月状骨が（掌）側へ脱臼する。

☐ **月状骨周囲脱臼**では（回内）位に、**月状骨脱臼**では（回外）位に牽引して整復する。

☐ **CM関節脱臼**は（母指）に多く、中手骨部に過度の（屈曲）や（側屈）が強制された時に発生する。（ベネット）脱臼骨折となることが多い。

図2-16：手根中手（CM）関節脱臼

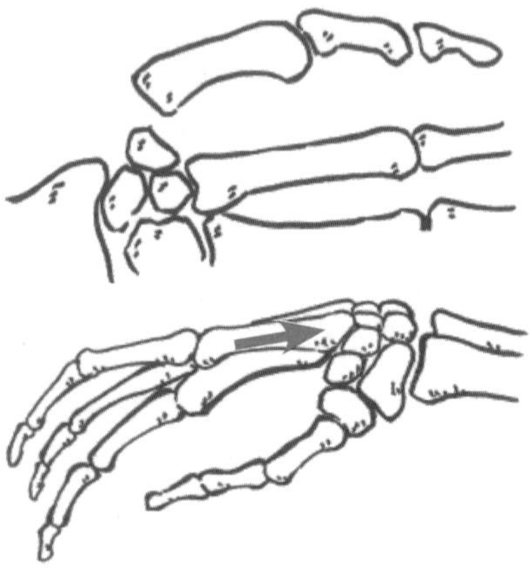

☐ **第1CM関節脱臼**では第1指を（外転）位に保持するように固定する。

☐ **手指部の脱臼**では一般に（背）側脱臼が多く、母指が（過伸展）・外転されて発生する。ロッキングを惹起しやすいため、（長軸末梢牽引）は禁忌である。（過伸展）して（屈曲）すると整復される。固定は（前腕遠位）部から第1指（IP）関節まで約（2週間）行う。

☐ **母指MP関節背側脱臼**には中手骨頭上に母指基節骨が直立し（Z字）型の変形をきたす（垂直）脱臼と種子骨や掌側板が中手骨頭上に乗り、基節骨が中手骨と平行になる（水平）脱臼がある。後者では徒手整復が（不可能）で（観血）療法が適応される。一方、**掌側脱臼**では（階段）状変形がみられる。

☐ **示指MP関節背側脱臼**で（井桁）状の靭帯構造の中に（中手骨頭）がロッキングすると、徒手整復が（不能）となる。

☐ **近位指節間（PIP）関節脱臼**では（中節骨基部）の骨折を合併することが多く、ほとんどが（背側）脱臼である。**掌側脱臼**で（正中索）損傷を伴うと（ボタン穴）変形を来たすことがあるため、固定はPIP関節（伸展）位で行う。

☐ **遠位指節間（DIP）関節脱臼**はDIP関節の（過伸展）強制による（背）側脱臼が多い。

2 ▶上肢・脱臼 Q&A

Question	Answer

鎖骨の脱臼

1 胸鎖関節脱臼は直達外力で発生しやすい。

1 ☐ ×：直達外力 → 介達外力

2 胸鎖関節脱臼では後方脱臼の頻度が高い。

2 ☐ ×：後方 → 前方

3 胸鎖関節前方脱臼では頭部が健側に傾く。

3 ☐ ×：健側 → 患側

4 胸鎖関節前方脱臼では患側の肩が下垂する。

4 ☐ ○

5 胸鎖関節脱臼受傷時には関節の機能障害はみられない。

5 ☐ ×：外転運動が不能となる。

6 胸鎖関節脱臼では鎖骨内側端は前方に突出するものが多い。

6 ☐ ○

7 胸鎖関節脱臼では変形を残すことはほとんどない。

7 ☐ ×：前方突出の変形を残しやすい。

8 肩鎖関節脱臼は上方、下方、前方、後方脱臼に分類される。

8 ☐ ×：前方脱臼はない。

9 肩鎖関節脱臼は主に介達外力が原因で発生する。

9 ☐ ×：介達外力 → 直達外力

10 肩鎖関節脱臼は女子に多く発生する。

10 ☐ ×：女子 → 男子

11 肩鎖関節脱臼は上方脱臼が多い。

11 ☐ ○

12 肩鎖関節上方脱臼の特徴的な症状を3つ答えよ。

12 ☐ 階段状変形、ピアノキーサイン、外転制限

13 肩鎖関節脱臼では反跳症状がみられる。

13 ☐ ○：ピアノキー症状

14 肩鎖関節脱臼は鎖骨遠位端骨折との鑑別を要する。

14 ☐ ○

15 肩鎖関節上方脱臼では頭部を健側に傾ける。

15 ☐ ×：胸鎖乳突筋を緩めるために頭部を患側に傾ける。

16 肩鎖関節脱臼の第Ⅲ度損傷は完全脱臼である。

16 ☐ ○

17 烏口鎖骨靭帯の完全断裂は第Ⅱ度損傷である。

17 ☐ ×：第Ⅱ度 → 第Ⅲ度

18 肩鎖関節脱臼の第Ⅲ度損傷では烏口肩峰靭帯と肩鎖靭帯が断裂する。

18 ☐ ×：烏口肩峰靭帯 → 烏口鎖骨靭帯

⑲ 肩鎖関節脱臼の保存療法は4〜8週間行う。

⑲ □ ○

⑳ 胸鎖関節脱臼では、上肢の運動機能に大きな障害を残す。

⑳ □ ×：鎖骨近位端の突出変形を残しても、上肢の運動機能に大きな障害は残さない。

肩関節脱臼

❶ 肩関節は骨頭に比べて関節窩が深いため脱臼しやすい。

❶ □ ×：深い → 浅い

❷ 肩関節は広い可動域を持つため、脱臼しやすい。

❷ □ ○

❸ 肩関節脱臼の約半数が前方脱臼である。

❸ □ ×：約半数 → 90%

❹ 肩関節脱臼は小児に発生することが多い。

❹ □ ×：小児 → 成人

❺ 肩峰下脱臼と棘下脱臼は下方脱臼である。

❺ □ ×：下方 → 後方

❻ 腋窩脱臼と関節窩下脱臼は後方脱臼である。

❻ □ ×：後方 → 下方

❼ 前方脱臼は肩関節を過度外転・外旋強制されて起こりやすい。

❼ □ ○

❽ 鳥口下脱臼では、肩関節を外転・外旋位に保持して来院する。

❽ □ ×：外転・外旋位 → 外転・内旋位

❾ 鳥口下脱臼では上腕は内転位に弾発性固定される。

❾ □ ×：内転 → 外転

❿ 鳥口下脱臼では、肩峰下に骨頭を触知する。

❿ □ ×：肩峰下は空虚となる。

⓫ 鳥口下脱臼では三角筋部が膨隆する。

⓫ □ ×：膨隆が消失する。

⓬ 鎖骨下脱臼では上腕長は仮性延長を呈する。

⓬ □ ×：短縮する。

⓭ 前方脱臼では上腕外転が不能となる。

⓭ □ ○：三角筋麻痺のため。

⓮ 鳥口下脱臼は鎖骨下脱臼よりも上腕の外転度が大きい。

⓮ □ ×：大きい → 小さい

⓯ 前方脱臼では上腕前面の知覚障害がみられる。

⓯ □ ×：筋皮神経麻痺による前腕外側の知覚障害がみられる。

⓰ 前方脱臼の合併症として小結節骨折がある。

⓰ □ ×：小結節骨折 → 大結節骨折

17 前方脱臼の合併症として橈骨神経麻痺がある。	**17** ☐ ×：橈骨神経 → 腋窩神経、筋皮神経
18 前方脱臼では軋轢音が聴取される。	**18** ☐ ×：軋轢音は骨折の固有症状である。
19 スティムソン法は自重で整復する方法である。	**19** ☐ ○：患肢に重りをぶら下げて整復する方法。
20 スティムソン方による整復は背臥位で行う。	**20** ☐ ×：背臥位 → 腹臥位
21 前方脱臼では肩関節を軽度屈曲・内旋位に固定する。	**21** ☐ ○
22 前方脱臼では整復後約3週間の安静保持を要する。	**22** ☐ ○
23 固定期間は若年者よりも高齢者の方が長い。	**23** ☐ ×：長い → 短い
24 肩峰下脱臼では外見上肩峰が突出する。	**24** ☐ ○
25 肩峰下脱臼では上腕骨頭が後方へ転位する。	**25** ☐ ○
26 棘下脱臼では挙上した状態に固定される。	**26** ☐ ×：棘下脱臼 → 関節窩脱臼
27 後方脱臼の整復法にデパルマ法がある。	**27** ☐ ○
28 受傷直後の肩外転角は関節窩下脱臼 < 鎖骨下脱臼 < 腋窩脱臼である。	**28** ☐ ×：鎖骨下脱臼 < 腋窩脱臼 < 関節窩下脱臼
29 反復性脱臼の原因を2つ挙げよ。	**29** ☐ バンカート損傷、ヒル・サックス損傷
30 上腕骨頭の後外側の欠損をバンカート損傷という。	**30** ☐ ×：バンカート → ヒル・サックス
31 若いほど反復性脱臼になりやすい。	**31** ☐ ○
32 ヒル・サックス損傷では再脱臼は起こりにくい。	**32** ☐ ×：再脱臼の原因となる。
33 バンカート損傷には外旋位固定が推奨される。	**33** ☐ ○

肘関節脱臼

1 肘関節脱臼は小児に多い。	**1** ☐ ×：小児 → 青壮年
2 肘関節脱臼は後方、前方、側方、上方脱臼に分類される。	**2** ☐ ×：上方 → 分散
3 肘関節脱臼の分散型は後方型と側方型に分類される。	**3** ☐ ×：後方型 → 前後型

73

4 肘関節脱臼は前方脱臼が多い。

4 □ ×：前方 → 後方

5 肘関節後方脱臼は肘関節に過伸展が強制されて発症する。

5 □ ○

6 肘関節後方脱臼では関節包後面が断裂する。

6 □ ×：後面 → 前面

7 肘関節後方脱臼では上腕二頭筋を索状に触れる。

7 □ ×：上腕二頭筋 → 上腕三頭筋

8 肘関節後方脱臼では自動運動が不能となる。

8 □ ○

9 肘関節後方脱臼では腫脹は軽微である。

9 □ ×：軽微 → 著明

10 肘関節後方脱臼ではヒューター線は正常である。

10 □ ×：肘頭高位となる。

11 肘関節後方脱臼は上腕骨顆上屈曲型骨折の変形と類似する。

11 □ ×：屈曲型 → 伸展型

12 肘関節後方脱臼では前腕の仮性延長がみられる。

12 □ ×：延長 → 短縮

13 肘関節後方脱臼の合併症として尺骨神経麻痺がある。

13 □ ○

14 肘関節後方脱臼では尺骨鈎状突起の骨折を合併しやすい。

14 □ ○

15 成人の肘関節後方脱臼では橈骨頸部骨折を合併することが多い。

15 □ ×：頸部 → 頭部

16 小児の肘関節後方脱臼では上腕骨内側上顆骨折を合併することが多い。

16 □ ○

17 肘関節後方脱臼では肘頭骨折を合併しやすい。

17 □ ×：後方 → 前方

18 肘関節後方脱臼の整復では肘関節伸展位で長軸末梢牽引を行う。

18 □ ×：脱臼肢位（軽度屈曲位）で長軸末梢牽引する。

19 肘関節後方脱臼の固定肢位は肘関節伸展位、前腕中間位である。

19 □ ×：伸展位 → 屈曲位

20 青壮年の肘関節脱臼では整復後約3週間の固定を行う。

20 □ ○

21 肘関節脱臼の固定除去後は積極的に他動運動を行う。

21 □ ×：骨化性筋炎を起こす危険性がある。

22 肘内障は5歳児以下に好発する。

22 □ ○

23 肘内障は手を引っ張られることで発症する。　23 ☐ ○

24 肘内障は前腕回外位で来院する。　24 ☐ ×：回外位 → 回内位

25 肘内障では肘関節は過伸展位となる。　25 ☐ ×：過伸展位 → 軽度屈曲位

26 肘内障では肘関節部の腫脹が著明にみられる。　26 ☐ ×：腫脹はない。

27 肘内障では前腕の回外運動が制限される。　27 ☐ ○

28 肘内障では鎖骨骨折との鑑別が必要となることがある。　28 ☐ ○

29 肘内障の整復確認ではレントゲン撮影を行う。　29 ☐ ×：軟骨や輪状靱帯はレントゲンには写らない。

30 肘内障の整復確認の一つにクリック音がある。　30 ☐ ○

手関節および手指部の脱臼

1 遠位橈尺関節脱臼は橈骨遠位端骨折に合併することが多い。　1 ☐ ○

2 遠位橈尺関節背側脱臼では尺骨頭が掌側転位する。　2 ☐ ×：掌側 → 背側

3 遠位橈尺関節背側脱臼では前腕は回外位となる。　3 ☐ ×：回外位 → 回内位

4 遠位橈尺関節離開では手関節部の横径が増大する。　4 ☐ ○

5 月状骨脱臼は高齢の女性に多い。　5 ☐ ×：20〜50歳の男性に多い。

6 月状骨脱臼は手関節の過度掌屈で発生する。　6 ☐ ×：掌屈 → 背屈

7 月状骨骨折では尺骨神経が圧迫されることが多い。　7 ☐ ×：尺骨神経 → 正中神経

8 月状骨脱臼では月状骨が背側に脱臼する。　8 ☐ ×：背側 → 掌側

9 月状骨脱臼では手関節の前後径は増大する。　9 ☐ ○

10 月状骨周囲骨折では月状骨と橈骨の位置関係は正常である。　10 ☐ ○

11 月状骨脱臼では環・小指掌面に感覚麻痺がみられる。　11 ☐ ×：環・小指 → 第1〜3指

12 月状骨骨折は手関節捻挫との鑑別が必要である。　　**12** ☐ ○

13 月状骨周囲脱臼では舟状骨骨折を合併することが
多い。　　**13** ☐ ○

14 月状骨脱臼の整復では回内位に牽引して掌屈する。　　**14** ☐ ×：回内位 → 回外位

15 手根中手関節脱臼は中手骨部の過度の伸展が強制
されて発生する。　　**15** ☐ ×：伸展 → 屈曲

16 CM関節脱臼は母指に多い。　　**16** ☐ ○

17 第1手根中手関節脱臼では約1週間の固定を行う。　　**17** ☐ ×：1週間 → 3週間

18 中手指節関節脱臼は掌側脱臼が多い。　　**18** ☐ ×：掌側 → 背側

19 第1中手指節関節背側脱臼は中手骨部の過度の屈
曲や側屈が強制されて起こる。　　**19** ☐ ×：過度の屈曲、側屈
→ 過伸展（背屈）・外転

20 母指MP関節水平脱臼ではZ字状の変形を呈する。　　**20** ☐ ×：水平脱臼 → 垂直脱臼

21 第1中手指節関節背側脱臼では階段状の変形がみ
られる。　　**21** ☐ ×：背側 → 掌側

22 母指MP関節背側脱臼では長軸末梢牽引して整復
する。　　**22** ☐ ×：禁忌である。

23 示指MP関節背側脱臼は井桁構造の中に中手骨頭
がはまり込む。　　**23** ☐ ○：徒手整復は不能である。

24 指節間関節脱臼は掌側脱臼が多い。　　**24** ☐ ×：掌側 → 背側

25 PIP関節背側脱臼はボタン穴変形を後遺する。　　**25** ☐ ×：背側 → 掌側

26 PIP関節脱臼で正中索を断裂した場合、PIP関節を
伸展位で固定する。　　**26** ☐ ○

MEMO

3 ▶上肢・軟部組織損傷

肩部および上腕部の損傷

☐ **回旋腱板**は（肩甲下）筋、（棘上）筋、（棘下）筋、（小円）筋の４つからなり、（棘上）筋は解剖学的に損傷を受けやすい。（１）回の外力で起こるものと（加齢変性）に加え、繰り返しの外力によって起こるものとがある。断裂部位は（血行）性 に乏しい大結節から（ 1.5 ）cm（近）位部に多い。

☐ **腱板断裂**では肩関節外転（60 〜 120°）の間で疼痛を生じることが多い。90°屈曲位で上腕を（内外旋）することで生じることもある。圧痛は（大結節）、三角筋前部線維・中部線維に認められる。屈曲・外転運動が制限され、肩関節の外転位が保持できない。陳旧性のものでは筋萎縮がみられる。検査には（ペインフルアーク）サイン（有痛弧徴候）や（クレピタス）音、（ドロップアーム）サイン（リフトオフテスト）が用いられる。

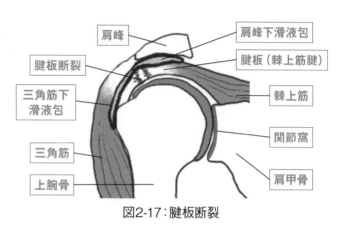

図2-17：腱板断裂

（肩峰、肩峰下滑液包、腱板断裂、腱板（棘上筋腱）、三角筋下滑液包、棘上筋、三角筋、関節窩、上腕骨、肩甲骨）

☐ **上腕二頭筋長頭腱**は（結節間溝）で走行を変えるため、腱炎や腱鞘炎、断裂をきたしやすい。（40）歳以上では加齢による腱の（変性）が進行するため、損傷の発生頻度が（高）くなる。中年以降で加齢による腱の変性を伴っている場合（結節間溝）部での断裂が多く、若年者では激しい運動により（筋腱移行）部での断裂が多い。

☐ **上腕二頭筋長頭腱損傷**は肩関節の外転・外旋運動を繰り返すことで（小結節）との摩擦による変性が進み発生する。また、（緊張）した上腕二頭筋に対し、突然の強い（伸長）力が加わった際に発生する。本症では上腕二頭筋の筋腹が（遠位）に移動し、（膨隆）する。疼痛のため（屈曲）力、握力が低下し、（夜間痛）が出現する。（腱炎）や（腱鞘炎）では（結節間溝）部に圧痛を認めることが多い。検査では（ヤーガソン）テストや（スピード）テストが陽性となる。

☐ 投球動作は、（ワインドアップ）期、（コッキング）期、（加速）期、（フォロースルー）期に分かれる。

☐ **Bennett 損傷**は、肩関節窩（後下）方の（骨膜）反応である。投球動作などにより（上腕三頭筋長頭）や後方（関節包）に繰り返し働く牽引力が原因となる。外転 、外旋となる（コッキング）期や（フォロースルー）期に肩（後方）に疼痛や脱力感が現れる。また、肩後方の（圧痛）や外転・外旋強制時の肩後方の（疼痛）、（内旋）可動域の減少などがみられる。（腋窩）神経および（上腕回旋）動脈の絞扼障害を助長する一因となる。

☐ **SLAP（superior labrum anterior and posterior）損傷**では、投球動作の繰り返しにより（関節唇）上方の（上腕二頭筋長頭腱付着部）が剥離、断裂する。Ⅰ型〜Ⅳ型に分類され、Ⅲ型は上方関節唇の（バケツ柄）断裂を起こし、断端が裂隙に転位している状態で、Ⅳ型は転位したバケツ柄関節唇断裂が（上腕二頭筋）腱内へ広がる状態である。

☐ **肩峰下インピンジメント症候群**では（棘上）筋、（肩峰下滑液包）が（烏口肩峰アーチ）と繰り返し衝突する事により、腱板の炎症や変性、（肩峰下滑液包炎）などを生じる。（オーバーアーム）パターンのスポーツで発生しやすく、（棘上筋）腱が最も障害されやすい。

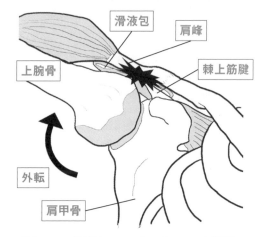

図2-18：肩峰下インピンジメント症候群

☐ **リトルリーガーズ肩**は小中学生の野球少年が訴える肩の痛みで始めに疑われる損傷で（10〜15）歳の野球投手に多くみられる。上腕骨近位の骨端成長軟骨板の炎症や上腕骨近位（骨端線離開）（疲労骨折）である。ソルター・ハリス（1）型の形態を示し、フォロースルー期の（内転）、（伸展）、（内旋）ストレスが骨端成長軟骨板に作用し発生する。

☐ 外傷の既往も無く筋や骨は正常であるが、肩の不安定症をきたすものを（動揺性肩関節）という。原因不明で（特発）性であり（両側）性の発症が多い。（下方）へ動揺性を訴え、（サルカス）徴候が陽性となる。

☐ **肩甲上神経絞扼障害**では、肩甲上神経が（肩甲切痕）部や（肩甲棘基）部で（上肩甲横）靭帯やガングリオンに絞扼され発生し、（棘上）筋や（棘下）筋の萎縮を起こす。

☐ 外側腋窩隙は別名（クアドリラテラル）スペースとよばれ、（腋窩）神経と（後上腕回旋）動脈が走行する。

☐ **腋窩神経麻痺**では肩（外側）の知覚や（三角）筋、（小円）筋の萎縮および筋力低下がみられる。

☐ **五十肩**は（凍結）肩や（肩関節周囲）炎ともよばれ、（40）歳以降に明らかな原因がなく、疼痛と（運動障害）が認められる場合に診断される。（結髪）動作（＝外転・外旋）や（結帯）動作（＝内転・内旋）が障害され、（水平伸展）動作が困難になる。

☐ **石灰沈着性腱炎**は関節周囲の軟部組織に（ピロリン酸カルシウムアパタイト結晶）が沈着する疾患で、（肩関節）に好発する。（40〜60）代の（女性）に、突然の（夜間）痛で始まることが多く、（強い激痛）のため著しい運動制限が生じる。

肘部および前腕部の障害

☐ 内側側副靭帯は（前斜）走部、（後斜）走部、（横）走部からなり、（前斜）走部は肘の全可動域で緊張するため損傷されやすい。外転強制では（内側）側副靭帯損傷が、内転損傷では（外側）側副靭帯が断裂する。

☐ 投球を繰り返すと（外反）ストレスにより内側側副靭帯が損傷される。

☐ 投球動作の繰り返しによる肘関節の疼痛性障害を（野球肘）と総称し、（内側）型が多い[→（上腕骨内側上顆炎）]。少年期に起こるものは（リトルリーガー）肘とよばれる。

☐ **上腕骨内側上顆炎**は、（投球動作）や（腕相撲）などが原因となる。（外反力）に対し（前腕回内屈筋群）が収縮し、（内側）側副靭帯に牽引ストレスが加わって発生する。将来的に肘関節の不安定症や（遅発性尺骨）神経麻痺＝（肘部管）症候群になる可能性がある。

☐ **外側型の野球肘**の発生頻度は（低い）。外反力により（上腕骨小頭）と（橈骨頭）が圧迫されて発生し、強い圧迫力によって上腕骨小頭の（離断性骨軟骨炎）をきたす。離断された軟骨の小骨片が（関節遊離体）となり突然ロッキングをおこすこともある。将来的に（変形性関節症）へ移行する可能性が高い。

☐ **後方型の野球肘**は（肘頭）と上腕骨肘頭窩間でのインピンジメントを生じるもので、成長期では肘頭部骨端軟骨の（成長）障害、成人では（上腕三頭筋）炎を起こす。

☐ 一般にテニスのストロークで発生する疼痛性運動障害の総称を（テニス肘）といい、**外側型**はバックハンドストロークで発生する（上腕骨外側）上顆炎で、**内側型**はフォアハンドストロークで発生する（上腕骨内側）上顆炎である。初心者や筋力の弱い（40〜50）歳の女性に好発する。

☐ **上腕骨外側上顆炎**では（短橈側手根伸筋）の起始部での変性や、（前腕浅層伸筋群）付着部である外側上顆部に微小断裂、（骨膜）の炎症をきたし、（背屈）痛、熱感、（伸筋群）が緊張する動作で疼痛が出現する。検査法には（椅子）テスト、（手関節伸展）テスト[（トムゼン）テスト]、（中指伸展）テストなどが用いられる。

☐ **前腕コンパートメント（筋区画）症候群**では、区画の内圧（上昇）に伴う（血行）障害、（神経）障害により筋が障害される。（屈）筋群、（伸）筋群、（橈側伸）筋群の３つのコンパートメントに分類され、（屈筋群）コンパートメントに発症することが多い。初期症状は障害された当該筋を他動的に（伸展）させると疼痛が増強する。屈筋群の障害では指の（他動伸展）で疼痛が増強し、正中、尺骨神経領域の（感覚）障害をともなう。（橈骨動脈）の拍動は必ず消失する訳ではないが、フォルクマン拘縮など（不可逆）的な変化になる前に除圧し、医療機関へ搬送する。

☐ **円回内筋症候群**は円回内筋や（浅指屈）筋の使い過ぎによって（正中）神経が絞扼されて発生する。前腕（掌）側の鈍痛、（正中）神経領域の痺れ、筋力低下がみられ、（つまみ）動作[（母指の対立）]が困難となる。（チネル）徴候が（回内筋）近位に出現する。発生部位により（手根管）症候群と鑑別が必要である。

☐ **前骨間神経麻痺**では、方形回内筋、（長母指屈）筋や第2,3指（深指屈）筋の筋力低下など（運動）神経障害が出現する。母指IPと示指DIPの屈曲が不能となり、（ティアドロップ）サインが現れる。前骨間神経は（運動）枝のみであるため、（感覚）障害はない。

□ **橈骨神経高位麻痺**は（上腕骨橈骨神経溝）周囲の圧迫により発生する。橈骨神経支配領域の知覚・運動障害として、手関節や手指が伸展できない（下垂手）が現れる。

□ 橈骨神経は上腕外側上顆部で浅枝の（感覚）神経と深枝の（運動）神経に分岐する。深枝の（運動）神経を後骨間神経といい、（回外）筋の腱弓＝（フローゼ）の腱弓で絞扼されると、**後骨間神経麻痺**を起こす。手関節（伸展）力の低下があるが、（長橈側手根伸）筋は麻痺を免れるため、橈屈しながらの伸展は可能となる。MP 関節伸展不能となり（下垂指）を呈する。

□ **肘部管症候群**は（尺骨）神経溝から（尺側手根屈）筋までの肘部管でおこる（尺骨）神経の絞扼障害である。（尺側手根屈）筋、第４、５指（深指屈）筋、（手内在）筋の筋力低下が起こる。（骨間）筋や（小指球）筋の萎縮と（鉤爪）指変形、（鷲手）変形などがみられ、（フローマン）徴候が陽性となる。

□ **パンナー病**は肘関節の（上腕骨小頭）骨端核の障害で、（5 ～ 10）歳の（男子）、利き手に多く発症する。

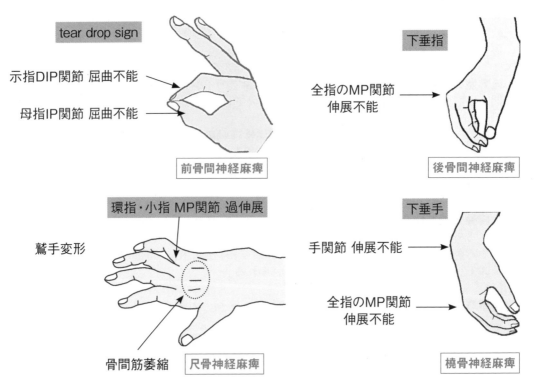

図2-19：神経麻痺と手指の特徴

手関節および手指部の障害

- [ ] 角線維軟骨複合体（TFCC）は（三角）線維軟骨［(関節円板)]、（手関節尺側）側副靭帯、（橈尺）靭帯の尺側支持機構である。手関節尺側の（衝撃吸収）と（遠位橈尺）関節の動きを制御する役割を持つ。

- [ ] **TFCC損傷**は強く手をついて発生する他、（手関節）の使いすぎや変性が原因となる。変性の場合、（尺骨の突き上げ）症候群に合併して発生することが多い。手関節（回内回外）運動時に疼痛とクリックを訴え、（尺屈）強制で痛みが増強する。尺骨頭と手根管の間に（圧痛）があり、尺骨骨折がある場合、関節の（不安定）性を生じる。

- [ ] **第1指MP関節側副靭帯損傷**は（スキーヤーズ）母指 ＝（ゲームキーパー）母指とよばれ、母指の（外転）強制により受傷する。第1指MP関節では（尺側）側副靭帯損傷が多く、第1指以外のPIP関節では、（橈側）側副靭帯損傷が多い。ステナー損傷の可能性がある。

- [ ] 指の関節が突然動かなくなる状態を（ロッキングフィンガー）という。

- [ ] **第1指MP関節ロッキング**は（掌側板膜様）部の断裂により（中手骨頭）が副靭帯と掌側板に絞扼されて発生する。第1指MP関節が（過伸展）し、IP関節は（屈曲）する。

- [ ] **第1指以外のMP関節ロッキング**は、（20〜40）代の（女性）の（右）手に好発する。日本人では第（2）指が最多で、次に第（3）指に好発する。MP関節の（伸展）は制限されるが、（屈曲）は可能である。

- [ ] **手根管症候群**は（手根）骨と（屈筋）支帯が形成するトンネル内で（正中）神経が圧迫されて発生する。（女）性に多く、第（1）指から第（4）指橈側半分のシビレ感がある。（母指球）筋の萎縮による筋力低下と（つまみ）動作や（ボタンかけ）が困難となり、（猿手）変形が見られる。（ファーレン）徴候および（チネル）徴候が陽性となる。

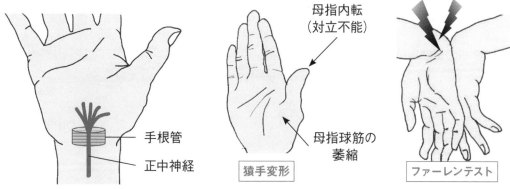

母指内転
（対立不能）

手根管
正中神経

猿手変形

母指球筋の萎縮

ファーレンテスト

図2-20：手根管症候群

- [ ] 尺骨神経管は（ギヨン）管ともよばれ、（豆状）骨、（有鈎）骨、（掌側手根）靭帯、豆鈎靭帯で構成される。

- [ ] **ギヨン管症候群**では手根部の打撲や圧迫、ガングリオンにより（尺骨）神経に絞扼がおこる。手内在筋の機能低下による（巧緻）性障害、（骨間）筋や（小指球）筋の萎縮、（鈎爪）指変形などがみられ、（フローマン）徴候が陽性となる。感覚障害は手の掌側（尺側）にのみにみられる。

- □ **キーンベック病**は（月状骨）無腐性壊死・（月状骨）軟化症とよばれ、血行が遮断されて発生すると考えられている。

- □ **マーデルング変形**では橈骨遠位関節面が（掌屈尺屈）し、尺骨遠位端が（背）側へ突出して手関節の（銃剣）状変形を生じる。（思春）期の（女）性に多く見られ、遺伝性のものは（両側）性が多い。橈骨遠位端（掌尺）側の骨端線早期閉鎖による（成長）障害が生じ、尺骨は（背）側に脱臼する。

- □ **デュプイトラン拘縮**は（手掌腱膜）の拘縮により生じる指の（屈曲）拘縮で、高齢の（男性）に多い。初期は手掌部の（手掌腱膜）に形成された結節が次第に（遠位）に拡大して（伸展）障害を生じる。（糖尿病）などの生活習慣病、高度の（喫煙）との関係が指摘される。拘縮は（MP）関節や（PIP）関節にみられ、（DIP）関節にはみられない。（環）指や（小）指に多く発生するが、（疼痛）はない。

- □ **ド・ケルバン病**は第（1）区画内を通過する（長母指外転）筋腱と（短母指伸）筋腱の（狭窄性腱鞘炎）であり、（50）代と（20）代の（女性）に好発する。母指と一緒に手関節を（尺屈）させた時に（橈骨茎状突起）部に疼痛がみられる［→（フィンケルスタイン）テスト］。

- □ **ばね指（弾発指）**は（MP関節掌側）の狭窄性腱鞘炎で、次第に弾発現象が現れる。成人の場合第（1）指が最も多く、（中年女性）に好発する。小児のばね指は（1〜2）歳頃に発症し、ほとんどは第（1）指にみられる。腱の滑動性が強く制限されたものを（強剛）母指という。

- □ **ヘバーデン結節**は（DIP）関節の変形性関節症である。（更年）期以降の（女性）に好発し、ほとんどが（両側）性で（多発）性である。関節リウマチの（スワンネック）変形と類似するため、鑑別が必要である。PIP関節の変形性関節症は（ブシャール）結節という。

- □ **ボタン穴変形**はPIP関節（屈曲）、DIP関節（過伸展）の変形をいう。

- □ **スワンネック変形**はPIP関節（過伸展）、DIP関節（屈曲）の変形をいう。

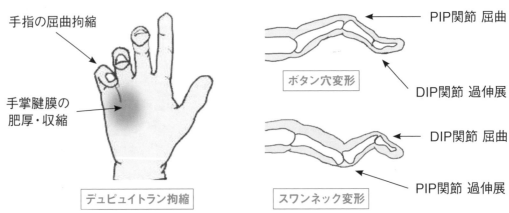

図2-21：手指の変形

3 ▶上肢・軟部組織損傷 Q&A

Question	Answer

肩部および上腕部の損傷

1 回旋腱板は肩甲下筋、棘上筋、棘下筋、大円筋の4つからなる。

1 ☐ ×：大円筋 → 小円筋

2 肩腱板損傷では棘下筋腱の損傷が最も多い。

2 ☐ ×：棘下筋腱 → 棘上筋腱

3 肩腱板損傷では断裂部位は大結節から1.5 cm近位部に多い。

3 ☐ ○

4 棘上筋腱損傷では外転160〜180°の運動時痛がみられる。

4 ☐ ×：60〜120°

5 棘上筋腱損傷では小結節に限局性の圧痛をみとめる。

5 ☐ ×：小結節 → 大結節

6 肩腱板断裂ではスピードテストが陽性となる。

6 ☐ ×：上腕二頭筋長頭腱の検査。

7 肩腱板損傷ではクレピタスがみられる。

7 ☐ ○：挙上時の雑音

8 肩腱板損傷ではドロップアームサインが陽性となる。

8 ☐ ○

9 上腕二頭筋腱損傷は中年の肉体労働者に好発する。

9 ☐ ○

10 上腕二頭筋腱損傷は主に直達外力により発生する。

10 ☐ ×：直達外力 → 介達外力

11 上腕二頭筋腱損傷は強い緊張状態時に発生する。

11 ☐ ○

12 上腕二頭筋腱損傷は長頭腱と大結節との摩擦が誘引となる。

12 ☐ ×：大結節 → 小結節

13 高齢者の上腕二頭筋腱断裂は筋腱移行部に多い。

13 ☐ ×：筋腱移行部 → 結節間溝部

14 激しい運動による上腕二頭筋腱断裂は結節間溝部に多い。

14 ☐ ×：結節間溝部 → 筋腱移行部

15 上腕二頭筋腱損傷では大結節部に圧痛がみとめられる。

15 ☐ ×：大結節部 → 結節間溝部

16 上腕二頭筋腱損傷では筋腹の膨隆が近位に現れる。

16 ☐ ×：近位 → 遠位

17 上腕二頭筋腱損傷では肘屈曲力が低下する。

17 ☐ ○

18 上腕二頭筋腱損傷ではトムゼンテストが陽性となる。　**18** □ ×：ヤーガソンテストやスピードテストが陽性

19 ベネット損傷は腋窩神経の損傷を助長する。　**19** □ ○

20 ベネット損傷では肩関節の外旋可動域が減少する。　**20** □ ×：外旋 → 内旋

21 ベネット損傷では肩関節前方の圧痛がみられる。　**21** □ ×：前方 → 後方

22 ベネット損傷では投球時のコッキング期に疼痛が生じる。　**22** □ ○

23 SLAP損傷は棘上筋腱付着部が剥離・断裂し発生する。　**23** □ ×：棘上筋腱 → 上腕二頭筋長頭腱

24 SLAP損傷では投球動作の挙上回旋時に疼痛が出現する。　**24** □ ○

25 肩峰下インピンジメント症候群では棘下筋が最も障害されやすい。　**25** □ ×：棘下筋 → 棘上筋

26 リトルリーガー肩は上腕骨近位の骨端成長板の炎症または骨端線離開である。　**26** □ ○

27 動揺性肩関節は片側性に発症することが多い。　**27** □ ×：片側性 → 両側性

28 肩甲上神経絞扼障害では肩甲下筋の萎縮を生じる。　**28** □ ×：肩甲下筋 → 棘下筋

29 腋窩神経麻痺では肩関節の外転障害がみられる。　**29** □ ○：三角筋の萎縮による。

30 肩関節周囲炎は60歳以降に好発する。　**30** □ ×：60歳 → 40歳

31 石灰性腱炎は中年男性に好発する。　**31** □ ×：男性 → 女性

肘部および前腕部の障害

1 内側側副靭帯では後斜走線維が損傷されやすい。　**1** □ ×：後斜走線維 → 前斜走線維

2 内側側副靭帯損傷は肘関節の内反強制により発生する。　**2** □ ×：内反 → 外反

3 野球肘は上腕骨内側上顆に起こる内側型が多い。　**3** □ ○

4 内側型の野球肘は内側側副靭帯への圧迫力により発生する。

4 ☐ ×：圧迫 → 牽引

5 野球の投球による肘部の障害は、上腕骨外側上顆炎を生じる。

5 ☐ ×：上腕骨内側上顆炎

6 野球肘障害として離断性骨軟骨炎がある。

6 ☐ ○：外側型でみられる。

7 野球肘障害では外側側副靭帯断裂が起こりやすい。

7 ☐ ×：外側 → 内側

8 野球肘障害として遅発性尺骨神経麻痺がある。

8 ☐ ○

9 後方型の野球肘では上腕二頭筋炎を起こす。

9 ☐ ×：上腕二頭筋炎 → 上腕三頭筋炎

10 チェアーテストは野球肘の診断に用いられる。

10 ☐ ×：野球肘 → テニス肘

11 一般に上腕骨外側上顆炎の内側型をテニス肘と総称する。

11 ☐ ×：内側型 → 外側型

12 テニス肘は発育期の障害である。

12 ☐ ×：オーバーユースによる障害

13 テニス肘では短橈側手根伸筋起始部の損傷が生じる。

13 ☐ ○

14 テニス肘では前腕伸筋起始部に圧痛がみられる。

14 ☐ ○

15 テニス肘では握力低下がみられる。

15 ☐ ○

16 テニス肘（外側型）では診断に逆トムゼンテストが用いられる。

16 ☐ ×：逆トムゼンテスト → トムゼンテスト

17 前腕コンパートメント症候群の多くは伸筋群に生じる。

17 ☐ ×：伸筋 → 屈筋

18 急性型の前腕コンパートメント症候群では自動屈曲運動で激痛を訴える。

18 ☐ ×：自動屈曲運動 → 他動的伸展運動

19 円回内筋症候群は橈骨神経の絞扼障害である。

19 ☐ ×：橈骨神経 → 正中神経

20 円回内筋症候群では骨間筋の萎縮がみられる。

20 ☐ ×：骨間筋萎縮は尺骨神経障害でみられる。

21 正中神経麻痺により前腕背側の感覚障害を生じる。

21 ☐ ×：背側 → 掌側

22 正中神経麻痺では母指対立障害がみられる。

22 ☐ ○

23 母指IP関節と示指DIP関節の屈曲不能は後骨間神経麻痺でみられる。

23 ☐ ×：後骨間神経 → 前骨間神経

24 前骨間神経麻痺では運動枝のみの神経障害がみられる。

24 ☐ ○：感覚障害なし。

25 橈骨神経麻痺では手関節伸展（背屈）は可能である。

25 ☐ ×：不能

26 橈骨神経高位麻痺では下垂指がみられる。

26 ☐ ×：下垂指 → 下垂手

27 後骨間神経麻痺では特有の感覚障害がみられる。

27 ☐ ×：通常、感覚障害はない。

28 後骨間神経麻痺はモンテギア骨折に合併して発症する。

28 ☐ ○

29 後骨間神経麻痺では手関節の伸展（背屈）が不能となる。

29 ☐ ×：不能 → 可能

30 後骨間神経麻痺ではMP関節伸展不能により下垂指がみられる。

30 ☐ ○

31 後骨間神経麻痺ではティアドロップサインがみられる。

31 ☐ ×：後骨間神経 → 前骨間神経

32 肘部管症候群は橈骨神経絞扼障害である。

32 ☐ ×：橈骨 → 尺骨

33 肘部管症候群ではフローマン徴候が陽性となる。

33 ☐ ○

34 尺骨神経麻痺では運動神経障害のみがみられる。

34 ☐ ×：運動・感覚神経障害がみられる。

35 尺骨神経麻痺では猿手変形がみられる。

35 ☐ ×：猿手 → 鷲手

36 パンナー病は5〜10歳の女子に多く発生する。

36 ☐ ×：女子 → 男子

手関節および手指部の障害

1 TFCC損傷では前腕回内回外運動時にクリックが認められる。

1 ☐ ○

2 TFCC損傷では手関節を橈屈させると疼痛が増強する。

2 ☐ ×：橈屈 → 尺屈

3 TFCC損傷で尺骨茎状突起骨折を合併すると尺骨頭の不安定性がみられる。

3 ☐ ○

4 TFCC損傷では橈骨頭と手根骨との間に圧痛がみられる。

4 ☐ ×：橈骨頭 → 尺骨頭

5 母指MP関節側副靱帯損傷はスキーなどのスポーツで好発する。

5 ☐ ○

6 母指MP関節側副靱帯損傷は内転強制で発生することが多い。

6 ☐ ×：内転 → 外転

7 母指MP関節側副靱帯損傷は橈側に多く発生する。

7 ☐ ×：橈側 → 尺側

8 小指PIP関節側副靱帯損傷は尺側に多い。

8 ☐ ×：尺側 → 橈側

9 母指MP関節の側方動揺テストはMPの関節伸展位で行う。

9 ☐ ×：伸展 → 屈曲

10 第1指MP関節ロッキングでは第1指MP関節は過伸展位をとる。

10 ☐ ○

11 第2〜5指MP関節ロッキングは中手骨頭の掌尺側に形成された骨棘が原因となる。

11 ☐ ×：掌尺側 → 掌橈側

12 第2〜5指MP関節ロッキングは第3指に最も多い。

12 ☐ ×：第3指 → 第2指

13 第2〜5指MP関節ロッキングではMP関節は伸展位をとる。

13 ☐ ×：伸展位 → 屈曲位

14 第2〜5指MP関節ロッキングでは観血療法の適応はない。

14 ☐ ×：適応あり。

15 第2〜5指MP関節ロッキングでは、軽度屈曲位からの屈曲は可能であるが伸展することは全くできなくなる。

15 ☐ ○

16 手根管症候群は尺骨神経の絞扼障害である。

16 ☐ ×：尺骨神経 → 正中神経

17 手根管症候群ではボタンかけが困難になる。

17 ☐ ○

18 手根管症候群では運動枝のみの症状がみられる。

18 ☐ ×：感覚障害もみられる。

19 手根管症候群は第3〜5指に好発する。

19 ☐ ×：第1指〜第4指橈側半分

20 キーンベック病は舟状骨への血行が遮断され発生すると考えられている。

20 ☐ ×：舟状骨 → 月状骨

21 マーデルング変形は高齢の女性に多くみられる。

21 ☐ ×：高齢 → 思春期

22 マーデルング変形は橈骨遠位端の発育障害により生じる。

22 □ ○

23 マーデルング変形では尺骨遠位端は掌側に脱臼する。

23 □ ×：掌側 → 背側

24 マーデルング変形では手関節部はフォーク状に変形する。

24 □ ×：フォーク → 銃剣状

25 デュプイトラン拘縮は高齢の女性に好発する。

25 □ ×：女性 → 男性

26 デュプイトラン拘縮は母指に好発する。

26 □ ×：母指 → 環指や小指

27 デュプイトラン拘縮ではDIP関節の屈曲拘縮がみられる。

27 □ ×：DIP → MPやPIP

28 デュプイトラン拘縮では手掌腱膜に結節がみられる。

28 □ ○

29 ド・ケルバン病は絞扼性神経障害の一種である。

29 □ ×：狭窄性腱鞘炎の一種。

30 ド・ケルバン病は高齢男性に好発する。

30 □ ×：高齢男性 → 中年女性

31 ド・ケルバン病では尺骨突起部に疼痛がみられる。

31 □ ×：尺骨 → 橈骨

32 ド・ケルバン病ではフィンケルスタイン徴候が陽性となる。

32 □ ○

33 ド・ケルバン病では長母指伸筋腱と短母指伸筋腱が障害される。

33 □ ×：長母指伸筋腱 → 長母指外転筋腱

34 ばね指は小児にはみられない。

34 □ ×：1-2歳頃に発症する。

35 ばね指は母指の伸筋腱に多い。

35 □ ×：伸筋腱 → 屈筋腱

36 ばね指は思春期女子に好発する。

36 □ ×：思春期女子 → 中年女性

37 ヘバーデン結節はPIP関節の変性性関節症である。

37 □ ×：PIP → DIP

38 ボタン穴変形ではPIP関節は伸展し、DIP関節は屈曲する。

38 □ ×：PIP関節屈曲、DIP関節過伸展

39 スワンネック変形ではPIP関節は過伸展し、DIP関節は屈曲する。

39 □ ○

4 ▶下肢・骨折

骨盤骨骨折

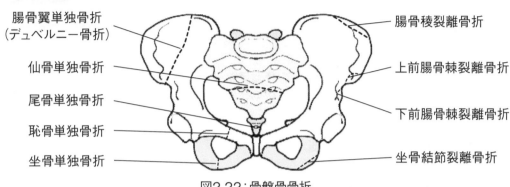

腸骨翼単独骨折
（デュベルニー骨折）

仙骨単独骨折

尾骨単独骨折

恥骨単独骨折

坐骨単独骨折

腸骨稜裂離骨折

上前腸骨棘裂離骨折

下前腸骨棘裂離骨折

坐骨結節裂離骨折

図2-22：骨盤骨骨折

☐ **腸骨翼単独骨折** ［（デュベルニー）骨折］は腸骨への（直達）外力で起こり、腸骨翼骨片は（内・外腹斜）筋、（腰方形）筋によって（上外方）に転位する。転子果長は（正常）であるが、棘果長は（長く）なる場合がある。

☐ **恥骨単独骨折**は（直達）外力によるものが多く、恥骨上枝部の骨折では腫脹や皮下出血班は（鼠径）部に現れる。本症では（恥骨結合）離開や（尿道）損傷などを合併することがある。

☐ **坐骨単独骨折**では、（半腱様）筋、（半膜様）筋、（大腿二頭）筋の作用により骨片は（下方）へ転位し、股関節の（伸展）力が低下する。

☐ **仙骨単独骨折**は（横）骨折となることが多く、骨片は（前方骨盤腔）内へ転位することが多い。

☐ **尾骨単独骨折**では、遠位骨片が（前方）へ（屈曲）転位することが多い。転位の大きいものは（直腸）の損傷に注意する。

☐ **腸骨稜裂離骨折**は野球の空振り時など身体を（ねじる）ような動作で発生し、その多くは（外腹斜）筋の作用で起こる。

☐ **上前腸骨棘裂離骨折**は（縫工）筋、（大腿筋膜張）筋の牽引力により発生し、骨片は（外下方）へ転位することがある。本症では膝を屈曲しながらの股関節（屈曲）、（外転）、（外旋）力の低下がみられる。

☐ **下前腸骨棘裂離骨折**はサッカーのキック時など（大腿直）筋の急激な収縮や過伸張により発生する。

☐ **坐骨結節裂離骨折**は、ハムストリングス［（大腿二頭筋長頭）、（半膜様）筋、（半腱様）筋］の牽引力で発生する場合と、（大内転）筋の牽引力による両下肢の急激な（外転）動作で発症する場合がある。

☐ **骨盤骨輪骨折**のうち、前方骨盤輪［（恥骨・坐骨）］骨折と後方骨盤輪［（腸骨・仙骨）］骨折が合併し、（垂直）にずれたものを（マルゲーニュ）骨折という。

- □ **マルゲーニュ骨折**では外見上下肢の（短縮）が証明されるが、（棘果長）は健側と変化がない。

- □ **骨盤骨輪骨折**では、背臥位、膝関節（伸展）位のままで下肢を挙上することができない。また、受傷時の外力が強いため、仮に臓器損傷の合併がない場合でも、（出血）性ショックをみる場合が多い。恥骨上・下枝骨折が両側にみられる場合は、（膀胱）や（尿道）損傷の合併が半数近くにみられる。

- □ **骨盤骨輪骨折の合併症**にはショック、（膀胱・尿道）損傷、（腸管）損傷、神経損傷、脂肪塞栓症などがある。

- □ 1ヵ所の骨折や安定性の良い2ヵ所の**骨盤骨輪骨折**では、（キャンバス牽引）法や直達牽引療法で固定する。(3～5)週間後より松葉杖歩行を開始するが、（体重の負荷）は慎重に行う。回復には約（10）週間を必要とする。

大腿骨骨折

- □ **大腿骨骨頭部骨折**は（股関節脱臼）に合併することが多い。治療では比較的早期から（自動）運動を開始する。

- □ 大腿骨頸部の屈折を（頸体）角といい、捻じれを（前捻）角という。これらは荷重の際に（力学的弱点）となり、年齢とともに（減少）する。

- □ **大腿骨頸部骨折**は骨折型により（内転）型と（外転）型に分類される。骨折型のほとんどが（内転）型である。

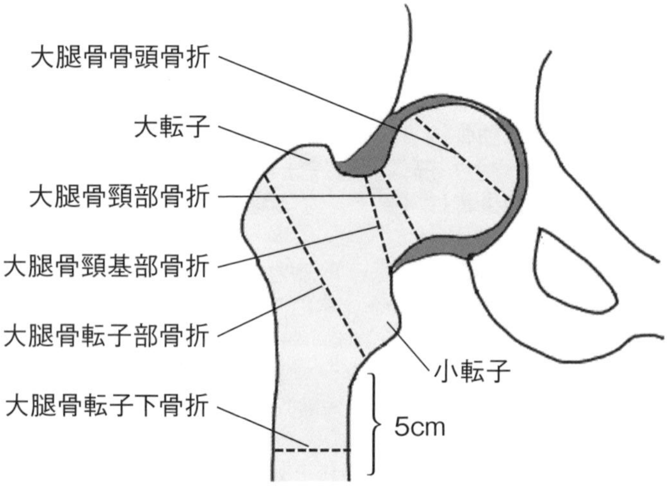

図2-27：大腿骨骨折

（大腿骨骨頭骨折／大転子／大腿骨頸部骨折／大腿骨頸基部骨折／大腿骨転子部骨折／大腿骨転子下骨折／小転子／5cm）

- □ **大腿骨頸部骨折**には（骨頭下）骨折と（中間部）骨折があり、転子部骨折には（転子貫通）骨折と（大転子単独）骨折、（小転子単独）骨折がある。

- □ **内転型の大腿骨頸部骨折**では骨折部は（内反）股の状態となり、**外転型**では（外反）股の状態となる。

- □ **大腿骨頸部骨折**は転倒時に（大転子）部を打った場合に発生することが多く、歩行（不能）となり、（棘果長）は健側に比べて短縮する。また、下肢は一般に（外旋）位をとる。**外転型**では、骨折面は（嵌合）している場合が多く、歩行（可能）なこともある。

- □ **大腿骨頸部骨折**では骨折線と水平線のなす角による（パウエル）の分類や、転位の程度による（ガーデン）の分類が用いられる。

★	パウエルの分類
第1度骨折	（30）°以下で骨折部に働く力は骨癒合に働くもの。
第2度骨折	（30）°を越え（70）°未満で骨折面には剪断力が働くため骨癒合は困難である。
第3度骨折	（70）°以上で治癒条件は第2度骨折よりさらに不良である。

★	ガーデンの分類
ステージ1	（不全）骨折。
ステージ2	（完全）骨折で転位のないもの。
ステージ3	（完全）骨折で骨頭は回転転位（する）。 遠位は（外旋）する。（軽度）の転位である。
ステージ4	（完全）骨折で骨頭は回転転位（しない）。 遠位は（外旋）し、（前上方）に転位する。（高度）の転位。

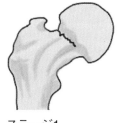 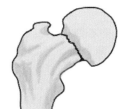 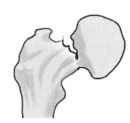 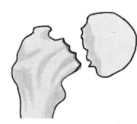

ステージ1　　　　　ステージ2　　　　　ステージ3　　　　　ステージ4

図2-28：ガーデン分類

- □ **大腿骨頸部骨折**の合併症・続発症には（褥瘡）や尿路感染、阻血性（大腿骨骨頭）壊死、（偽関節）、遷延治癒、（認知症）、沈下性肺炎などがある。

- □ **大腿骨転子部骨折**では、下肢は著明に短縮し（外旋）する。また、腫脹や疼痛・圧痛は（大転子）部に著明に現れる。

- □ **大腿骨小転子単独骨折**は（腸腰）筋の作用で発症するため、椅子に腰掛け股関節を自動的に90°以上屈曲できない（ルドロフ）徴候が陽性となる。

- □ **大腿骨骨幹部骨折**は（20～50）歳に比較的多く、（中1/3）部に最も多発する。

骨折部位	骨片	転位
上1/3部 （近位骨折）	近位骨片	腸腰筋により（屈曲）し、中・小殿筋により（外転）、大殿筋・外旋筋群により（外旋）する。
	遠位骨片	内転筋群により（内上方）に短縮転位し、近位骨片の後方に位置する。

中1/3部 （中央部骨折）	近位骨片	腸腰筋により（屈曲）し、内転筋により（内転）する。
	遠位骨片	ハムストリングスなどにより（後上方）に短縮転位する。
下1/3部 （遠位骨折）	近位骨片	屈曲・伸展、内・外転、内・外旋のほぼ中間位をとる。
	遠位骨片	腓腹筋により、近位骨片よりも強く（後方）に転位し短縮する。

- [ ] **大腿骨骨幹部骨折**の（斜）骨折は再転位の傾向が強いが、若年者ではわずかな（屈曲）転位や（側方）転位は十分に自家矯正される。

- [ ] **小児の大腿骨骨幹部骨折**は、将来の（過成長）を考慮して固定を行う。

- [ ] **大腿骨骨幹部骨折**の合併症には大腿部の（変形）治癒、下肢（短縮）、膝関節（拘縮）、（偽関節）・（遷延）治癒などがある。

- [ ] **大腿骨顆上屈曲型骨折**では骨折線が（前方）から（後上方）に走り、近位骨片は（前内方）、遠位骨片は（後方）に転位し短縮する。一方、**伸展型**では骨折線は（後方）から（前上方）に走り、近位骨片は（後方）、遠位骨片は（前方）に転位する。

- [ ] **大腿骨顆上骨折**で膝窩部に著明に拍動する血腫が認められるときは（膝窩）動脈の断裂を考える。高齢者の場合は、（褥瘡）や（沈下性肺炎）などにも注意が必要である。

- [ ] **大腿骨遠位骨端線離開**は（8〜10）歳に多く、伸展型では遠位骨幹端が（後方）へ、骨端部は（前上方）へ転位する。屈曲型では、骨端部は遠位骨幹端に対して（後方）に転位し、外転型では骨端部は三角形状の骨幹端の骨片を付着したまま（外方）へ転位する。

- [ ] **大腿骨遠位骨端線離開**では、（膝窩動脈）損傷や（成長）障害を合併することがある。

- [ ] **大腿骨顆部骨折**は（関節内）骨折であり、（関節機能）障害を残しやすい。関節血腫は（高度）で、外顆骨折では（外反）膝、内顆骨折では（内反）膝を呈する。転位のないものは、（5〜6）週間の副子固定を施行する。

- [ ] **内側側副靭帯付着部の裂離骨折**は膝関節部の（外転）、（外旋）の強制により発生し、しばしば（内側半月）の損傷を伴う。

膝蓋骨骨折

- [ ] **膝蓋骨骨折**の骨折型には（横）骨折、（縦）骨折、（粉砕）骨折、（裂離）骨折、（前額面）骨折、（骨軟骨）骨折がある。直達外力では（横）骨折、（縦）骨折、（粉砕）骨折などを生じ、介達外力では（横）骨折を生じる。

- [ ] **膝蓋骨骨折**で膝蓋腱膜断裂を合併している場合は骨折部の著明な（離開）と体表から（陥凹）を触知できる。直達外力による場合は膝前面の皮膚に（損傷）をみることが多い。腱膜離断完全骨折では膝関節（伸展）が著しく障害されるが、腱膜下骨折では膝（伸展）が可能な場合もある。

- [ ] **膝蓋骨骨折**で転位の軽度なものは、膝関節（軽度屈曲）位で（4〜5）週間の副子固定と（絆創膏）あるいは（リング）固定を併用する。転位の大きいものは（観血）療法が望ましい。長期固定による膝関節（拘縮）に注意する。

- **分裂膝蓋骨**は（先天）的に膝蓋骨が二つ以上に分裂しているもので、（男子）に多い。（無症状）で経過することが多いが、スポーツ活動や打撲などを契機として（有痛）性となることがある。疼痛発現は（12〜16）歳頃に多く、膝蓋骨の（外上方）に分裂骨片を認める例［（Ⅲ）型］※が最も多い。

  ※分裂膝蓋骨の分類

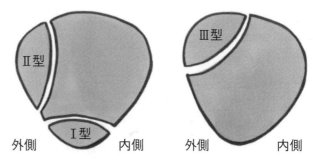

図2-29：分裂膝蓋骨（ソープSaupe分類）

下腿骨骨折

- **脛骨顆部骨折**は高所からの（墜落）など（垂直）の圧挫外傷により脛骨（縦軸）に衝撃を受けて発生する。この際、外転位の強制では（外顆）骨折、内転位の強制で（内顆）骨折となる。外顆骨折では（外反）膝を呈し、内顆骨折では（内反）膝を呈する。骨片は外顆骨折・内顆骨折ともに（下後方）に転位する。

- **脛骨外顆骨折**では（腓骨近位端）骨折を合併することがあり、（内側）側副靭帯の断裂を伴うことが多い。一方、内顆骨折では（外側）側副靭帯の断裂を伴うことが多い。

- **脛骨顆部骨折**は（関節内）骨折であるため、（長期）の固定は拘縮や強直を招きやすい。その他の後遺症として膝の内・外反変形や（動揺）関節などに注意する。

- **脛骨顆間隆起骨折**は（10）歳前後の（小児）に多く、大腿に衝撃を受けた時などに（前十字靭帯）の過度緊張により裂離骨折をきたす。本症では、前十字靭帯を損傷するため（前方引き出し）徴候が陽性となる。（メイヤーズ・マッキーバー）の分類により骨折の程度により３型４種に分類される。

Ⅰ型	骨片の（前方）がわずかに持ち上がる程度
Ⅱ型	（前部）1/3〜1/2が裂離し（後方）がわずかに接触
Ⅲ型	（完全）に骨片が遊離しているもの
Ⅲ型（R）	遊離骨片が（回転）しているもの

- **脛骨粗面骨折**は（大腿四頭）筋の強力な牽引力によって発症する比較的（少ない）骨折である。（13〜18）歳の（男子）に多く、膝関節（伸展）力が著しく減弱する。本症は（オスグッド・シュラッター）病との鑑別が必要である。

- **腓骨頭単独骨折**は膝関節が（内転）強制され、外側側副靭帯や（大腿二頭）筋の牽引により発症する。（脛骨外顆）骨折に合併することが多く、（単独）骨折はまれである。合併症として（腓骨）神経麻痺の発生に注意する。

- **下腿骨骨幹部骨折**は（交通事故）、スポーツ外傷としてよくみられる他、ランナー、バスケットボール・バレーボール選手などでは脛骨または腓骨に（疲労）骨折として発症する。

- **脛骨骨折**は脛骨（中央・遠位 1/3）境界部に多く（腓骨）骨折も併発するため、脛骨単独よりも脛腓両骨骨折の方が（多い）。

- 下腿骨骨幹部は栄養血管分布が乏しく（骨癒合）が遅いため、（遷延）治癒や（偽関節）を形成しやすい。

- **脛骨骨折**では（反張）下腿などの変形を残すことが多い。また、被覆軟部組織が薄いので（開放）性骨折となりやすい。
  脛腓両骨骨折では直達外力により（横）骨折や（斜）骨折を起こし、骨折部位が（同高位）となる。介達外力による骨折では、（斜）骨折や（螺旋）状骨折を起こす。

- 定型的な（中央・遠位1/3）境界部の**脛骨骨折**では骨折線は（前内方）から（後外上方）に向かい、近位骨片は（前内方）に、遠位骨片は（後外上方）に転位する。遠位骨片骨折端により（深部動・静脈）や（脛骨）神経を損傷することがある。小児では骨片（転位）はなく、脛骨の（単独骨膜下）骨折や（若木）骨折となることが多い。

- **脛骨骨折**では（起立）、（歩行）が不能となり、開放性骨折では著しい（出血）や骨片の（露出）がある。

- **脛骨骨折**の整復固定法は、脛骨骨折が（横）骨折で整復困難の場合は十分に注意を払いながら（屈曲）整復法を試みる。一般に固定期間は（8〜10）週間だが、中央・遠位1/3境界部では（12）週間を要することがある。金属副子で（大腿後面中央）部〜足MP関節手前まで、膝関節（軽度屈曲）位、足関節（軽度屈曲（底屈））位で行う。整復不十分や早期の荷重などにより（反張）下腿や（外反・内反）下腿などを残す。また、斜骨折の場合は短縮転位の整復や固定が困難なため（変形）治癒を残しやすい。その他、屈曲位固定や腓骨神経麻痺による（尖足）位拘縮や長期固定による（筋萎縮）などの後遺症がある。

- 脛骨（中央・遠位1/3）境界部の横骨折では、癒合が遅れ（遷延）治癒となり（偽関節）を生じやすい。また、開放骨折では創傷感染による（骨髄炎）に注意する。

- **脛骨骨折**の後遺症には、骨折部（変形）治癒、関節（拘縮）、（遷延）治癒・（偽関節）、（筋萎縮）や慢性（浮腫）などがある。

- **下腿骨の疲労骨折**は（脛骨）に最も多く（10）歳代に多く発生する。疾走型は（近位・中央1/3）境界部と（中央・遠位1/3）境界部に多く、跳躍型は（中央1/3部）に多い。腓骨では跳躍型は（近位1/3部）に多く、疾走型は（遠位1/3部）に多い。原因となるスポーツを禁止させ、（3）週間程度の安静を必要とする。一般的に（5〜6）週間後には復帰が可能である。

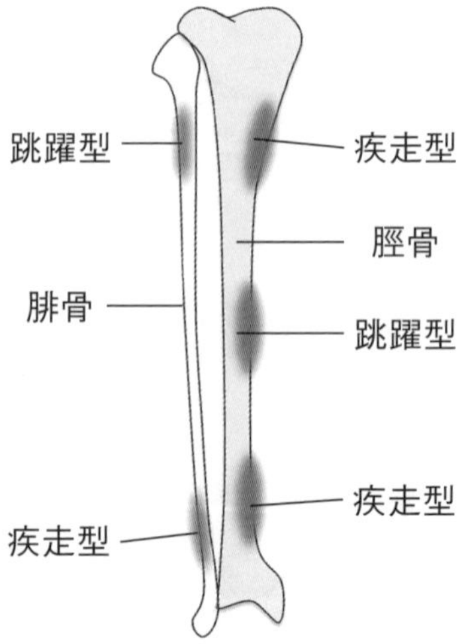

図2-30：下腿骨の疲労骨折

- ラウゲ・ハンセンの分類は（足関節果部）骨折（脱臼骨折）の分類で、最初の用語が受傷時の（足の肢位）を表し、次が下腿に対する（距骨の動き）を表す。（回内・外転）損傷、（回外・内転）損傷、（回内・外旋）損傷、（回外・外旋）損傷に分類される。

- 果部骨折の分類で受傷外力を三つに大別したものには（外転）型、（内転）型、（軸圧）型がある。

- 外転型は距骨が強く外転されることにより発生する。（回内）あるいは（外旋）外力が加わることも多い。足関節の内側には（牽引）力が、外側には（圧迫）力が働く。

☐ 内転型は距骨が強く内転されることにより発生する。（回外）あるいは（内旋）外力が加わることも多い。足関節の外側には（牽引）力が、内側には（圧迫）力が働く。

☐ 軸圧型にはスポーツにより生じる（低エネルギー）損傷と、高所からの転落や交通事故により生じる（高エネルギー）損傷がある。

☐ **ポット骨折【デュピイトラン骨折】**は（三角靭帯）断裂または【内果骨折】、（距骨）の外側への亜脱臼、腓骨（遠位骨幹部）骨折を合併したものをいう。

☐ **コットン骨折**は（内果）骨折と（脛骨遠位関節面後縁）【後果】の骨折を合併したものである。

☐ **チロー骨折**は（脛腓）間でおこる（裂離）骨折である。

足・足趾骨骨折

☐ **距骨骨折**は（頸部）骨折が最も多く、（高所からの落下）により足関節が（伸展）強制されて発生する。転位のない場合は（捻挫）と誤診されやすい。外力が大きいと（果部骨折）を合併する。また、骨片が足関節の後方に転位すると（後脛骨）動脈や（脛骨）神経が圧迫され、（長母指屈筋）腱が牽引されて足の母指が（足底）側に屈曲するものをナウマン症候という。阻血性壊死は（体部）で起こることが多い。

☐ **踵骨骨折**は足根骨骨折で最も頻度が（高く）、（高所からの落下）で発症する。（関節内）骨折となる可能性が高く、踵骨隆起骨折、（載距）突起骨折、（前方）突起骨折、（鴨嘴状）骨折（水平骨折）、（体部）骨折に分類される。（脊椎圧迫骨折）を合併しやすく、後遺症として著明な（扁平）足や骨（萎縮）、（距踵）関節症、腓骨筋腱腱鞘炎を起こす。ベーラー角の（減少）に注意する。

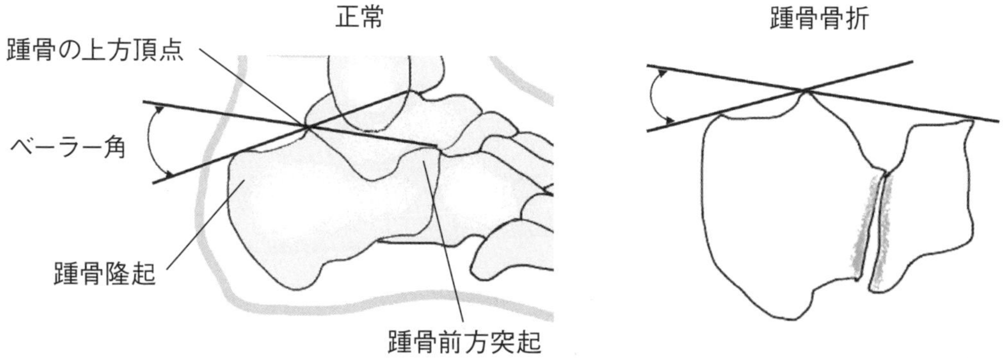

正常　　　　　　　　　　　踵骨骨折

踵骨の上方頂点

ベーラー角

踵骨隆起

踵骨前方突起

図2-31：踵骨骨折とベーラー角

☐ **舟状骨骨折**は（介達）外力によるものが多く、高所から墜落して（楔状）骨と（距）骨の間に挟まり受傷する。

☐ **舟状骨粗面の骨折**では（後脛骨）筋の牽引力により（裂離）骨折を起こす。鑑別疾患は（第1ケーラー）病で、合併症として（ショパール関節）の脱臼、後遺症として（扁平）足がある。

☐ **立方骨骨折**は（踵）骨と（中足）骨によって強く圧迫されて生じ、第（4）、第（5）中足骨からの介達痛がみられる。
楔状骨骨折では、第（1）～第（3）中足骨からの介達痛がみられ、（リスフラン）関節の脱臼を合併することがある。

- □ **中足骨骨幹部骨折**は轢過などの（直達）外力で発生し（開放）性になることが多く、（多発）骨折になることもある。

- □ **第5中足骨基部裂離骨折**は（下駄）骨折ともよばれ、足の強い（内がえし）によって（短腓骨筋）腱が牽引され発生する。（外方凸）変形が残ると歩行時痛を残しやすい。

- □ **中足骨骨折の疲労骨折**は、第（2）、（3）、（5）中足骨に多発する。

- □ **第2, 3中足骨骨幹部骨折**の疲労骨折は、（行軍）骨折とよばれ、第5中足骨骨幹部近位骨折の疲労骨折は（ジョーンズ）骨折といい、（遷延）治癒や（偽関節）に陥りやすい。

- □ **足指骨骨折**は、（直達）外力により発生することが多く、第（1）指の（基節）骨、（末節）骨に好発する。足指第1、2指基節骨骨折の遺残変形は、（足底）凸である。

MEMO
_____

Question	Answer

骨盤骨骨折

1 デュベルニー骨折は骨盤骨単独骨折の一つである。

1 □ ○

2 デュベルニー骨折では腸骨翼骨片は上外方に転位する。

2 □ ○

3 デュベルニー骨折は転子果長が延長する。

3 □ ×：転子果長は正常である。

4 デュベルニー骨折は介達外力で発生する。

4 □ ×：腸骨への直達外力で起こる。

5 恥骨上枝単独骨折は介達外力による骨折が多い。

5 □ ×：直達外力による骨折が大部分である。

6 坐骨結節単独骨折の骨片転位は上方に転位する。

6 □ ×：下方に転位する。

7 尾骨単独骨折の骨片転位は前方に転位する。

7 □ ○

8 腸骨稜裂離骨折は外腹斜筋が関与する。

8 □ ○

9 上前腸骨棘裂離骨折には大腿直筋が関与する。

9 □ ×：大腿直筋
→ 縫工筋、大腿筋膜張筋

10 下前腸骨棘裂離骨折には縫工筋が関与する。

10 □ ×：縫工筋 → 大腿直筋

11 垂直重複骨折（マルゲーニュ骨折）は仙腸関節離開を含む。

11 □ ○

12 垂直重複骨折（マルゲーニュ骨折）では棘果長が短縮する。

12 □ ×：棘果長は健側と変化がない。

13 骨盤骨輪骨折は偽関節を形成することが多い。

13 □ ×：偽関節形成は考えられない。

14 坐骨結節単独骨折の骨片は下方へ転位し、股関節の屈曲力が低下する。

14 □ ×：股関節伸展力の低下

15 仙骨単独骨折の骨片は後方骨盤腔内へ転位することが多い。

15 □ ×：後方骨盤腔内 → 前方骨盤腔内

16 尾骨単独骨折の遠位骨片は前方へ屈曲転位することが多い。

16 □ ○

17 腸骨稜裂離骨折は腰方形筋の作用で発生し、腸骨前方部分に多くみられる。

17 □ ×：腰方形筋 → 外腹斜筋

18 上前腸骨棘裂離骨折では膝屈曲時の股関節伸展、内転、内旋力が低下する。

18 □ ×：股関節屈曲、外転、外旋力が低下する。

19 下前腸骨棘裂離骨折はサッカーのキック時などで発生し、大腿直筋が関与する。

19 □ ○

20 坐骨結節裂離骨折にはハムストリングスと長内転筋が関与する。

20 □ ×：長内転筋 → 大内転筋

大腿骨骨折

1 頚体角の角度は高齢者で減少する。

1 □ ○

2 大腿骨頚部骨折は転子貫通骨折を含む。

2 □ ×：含まれない。

3 大腿骨頚部内転型骨折では内反股の状態を示す。

3 □ ○

4 大腿骨頚部骨折は足底からの衝撃で発生することが多い。

4 □ ×：大転子部を打って骨折を起こす。

5 大腿骨頚部骨折では背臥位で下肢を伸展挙上できる。

5 □ ×：できない。

6 大腿骨頚部骨折の下肢は内旋位をとる。

6 □ ×：内旋位 → 外旋位

7 大腿骨頚部内転型骨折では歩行可能である。

7 □ ×：不能

8 大腿骨頚部骨折はほとんどが外転型骨折となる。

8 □ ×：内転型骨折

9 大腿骨頚部骨折の外転型嵌合骨折では歩行可能な場合がある。

9 □ ○

10 大腿骨頚部骨折では、転子果長は健側と比べ短縮する。

10 □ ×：転子果長 → 棘果長

11 大腿骨頚部骨折では著明な腫脹がみられる。

11 □ ×：関節包内の為、著明にでない。

12 大腿骨頚部骨折はスカルパ三角部に圧痛を認める。

12 □ ○

13 大腿骨転子部骨折では下肢が延長する。

13 □ ×：延長 → 短縮

14 大腿骨転子部骨折の疼痛、圧痛は大転子部に著明である。

14 ☐ ○

15 パウエルの分類は骨折線が水平線となす角度で分類する。

15 ☐ ○

16 パウエルの分類Stage1は骨折部に剪弾力が働くため骨癒合困難である。

16 ☐ ×：骨癒合良好

17 パウエルの分類Stage 2 は骨癒合が良好である。

17 ☐ ×：骨癒合は困難である。

18 ガーデン分類Stage 1 は外転型骨折を含む。

18 ☐ ○

19 ガーデンの分類Stage 2 は不全骨折で転位のないものである。

19 ☐ ×：不全骨折 → 完全骨折

20 ガーデンの分類Stage 3 では骨頭は回転転位しない。

20 ☐ ×：回転転位する。

21 大腿骨小転子骨折には腸腰筋が関与する。

21 ☐ ○

22 ルドロフ徴候は他動的に股関節を屈曲させて検査する。

22 ☐ ×：他動的 → 自動的

23 大腿骨骨幹部骨折は高齢者に多い。

23 ☐ ×：高齢者 → 青壮年

24 大腿骨骨幹部骨折では、下肢は外旋位を呈する。

24 ☐ ○

25 大腿骨骨幹部上1/3骨折では近位骨片が屈曲・内転・内旋転位する。

25 ☐ ×：屈曲・内転・内旋 → 屈曲・外転・外旋

26 大腿骨骨幹部上1/3の骨折では近位骨片の転位に内転筋群が関与する。

26 ☐ ×：内転筋群は遠位骨片の転位に関与する。

27 大腿骨骨幹部上1/3の骨折では中殿筋により近位骨片が外転転位する。

27 ☐ ○

28 大腿骨骨幹部中1/3の骨折では遠位骨片は延長転位する。

28 ☐ ×：遠位骨片は後上方に短縮転位する。

29 大腿骨骨幹部中1/3部骨折では近位骨片が屈曲・外転転位する。

29 ☐ ×：屈曲・外転 → 屈曲・内転

30 大腿骨骨幹部下1/3骨折では遠位骨片は前方転位する。

30 ☐ ×：後方へ転位し短縮する。

31 大腿骨骨幹部骨折の後遺症に無腐性骨壊死がある。

31 ☐ ×：骨壊死は起こらない。

32 大腿骨骨幹部骨折の後遺症に膝関節の拘縮がある。

32 ☐ ○

33 大腿骨骨幹部骨折の後遺症に反張下腿がある。

33 ☐ ×：反張下腿は下腿骨骨幹部骨折で多くみられる

34 大腿骨遠位骨端線離開の屈曲型では、遠位骨片は前上方に転位する。

34 ☐ ×：後方へ移動

35 大腿骨顆部骨折は関節内骨折である。

35 ☐ ○

36 大腿骨顆部骨折では関節障害を残しやすい。

36 ☐ ○

37 大腿骨顆部骨折では関節内血腫は軽度である。

37 ☐ ×：軽度 → 高度

38 大腿骨顆部外顆骨折では内反膝を呈する。

38 ☐ ×：外反膝を呈する

39 大腿骨顆上屈曲型骨折で、近位骨片は長内転筋、大腿四頭筋によって前内方に転位する。

39 ☐ ×：長内転筋 → 大内転筋

40 大腿骨顆上屈曲型骨折では、遠位骨片の転位にヒラメ筋が関与する。

40 ☐ ×：ヒラメ筋 → 腓腹筋

41 大腿骨顆上骨折では、骨癒合に5週間を要する。

41 ☐ ×：骨癒合まで8週間以上必要。

42 大腿骨遠位骨端線離開伸展型は大腿骨遠位骨幹端が前方へ、骨端部は後上方へ転位する。

42 ☐ ×：骨幹端が後方へ、骨端部は前上方へ転位する。

43 大腿骨遠位骨端線離開の屈曲型では、骨端部は大腿骨遠位骨幹端に対して後方に転位する。

43 ☐ ○

44 大腿骨遠位骨端線離開の外転型では、外側から大腿骨遠位に外力が加わると、骨端部は外方に転位する。

44 ☐ ○

45 大腿骨遠位骨端線離開の屈曲型では、膝窩動脈損傷に注意する。

45 ☐ ×：屈曲型 → 伸展型

46 大腿骨遠位骨端線離開の合併症として成長障害がある。

46 ☐ ○

47 大腿骨内顆骨折の場合、骨片は外上方に転位する。

47 ☐ ×：外上方 → 内上方

48 大腿骨外顆骨折の治療法では膝内転位で牽引、内下方に直圧を加え整復する。

48 ☐ ○

膝蓋骨骨折

1 介達外力による膝蓋骨骨折では縦骨折となる。

1 □ ×：縦骨折 → 横骨折

2 膝蓋骨骨折では膝関節伸展位で固定する。

2 □ ○

3 膝蓋骨骨折のうち軽度の腱膜損傷では転位は小さい。

3 □ ○

4 膝蓋骨骨折は開放性骨折が多い。

4 □ ×：開放性骨折が多いとはいえない

5 膝蓋骨骨折は分裂膝蓋骨との鑑別が必要である。

5 □ ○

6 膝蓋骨は膝屈曲機構の要をなす。

6 □ ×：屈曲 → 伸展

7 膝蓋骨骨折は膝蓋骨脱臼に伴い発生する。

7 □ ○

8 膝蓋骨骨折で転位の大きいものは膝関節屈曲位で固定するのが望ましい。

8 □ ×：観血療法

9 分裂膝蓋骨は無症状に経過することが多い。

9 □ ○

10 分裂膝蓋骨ではⅠ型が最も頻度が高い。

10 □ ×：Ⅰ型 → Ⅲ型

11 分裂膝蓋骨では圧痛と叩打痛は認められない。

11 □ ×：認められる。

下腿骨骨折

1 脛骨顆部骨折は大腿四頭筋の牽引によって発症する。

1 □ ×：垂直の圧挫外力によって発症する。

2 脛骨顆部骨折の原因として高所からの墜落がある。

2 □ ○

3 脛骨顆部骨折では外転位を強制されたときに内顆が骨折する。

3 □ ×：内顆 → 外顆

4 脛骨内顆骨折では外反膝変形を呈する。

4 □ ×：外反膝変形 → 内反膝変形

5 脛骨外顆骨折では脛骨粗面骨折を合併することがある。

5 □ ×：脛骨粗面骨折 → 腓骨頭骨折

6 脛骨内顆骨折では反対側の外側側副靭帯の断裂を伴うことがある。

6 □ ○

7 脛骨顆部骨折は関節外骨折である。

7 □ ×：関節外骨折 → 関節内骨折

8 脛骨顆部骨折の後遺症として動揺関節がある。　　　8 □ ○

9 脛骨顆間隆起骨折は成人に多く発症する。　　　　9 □ ×：脛骨近位端の形成が不完全な小児
　　　　　　　　　　　　　　　　　　　　　　　　　　　　に多い。

10 脛骨顆間隆起骨折は脛骨の回旋強制により発症す　10 □ ○
る。

11 脛骨顆間隆起骨折では後十字靭帯の過度緊張によ　11 □ ×：後十字靭帯 → 前十字靭帯
って裂離骨折となる。

12 メイヤーズ＆マッキーバーⅡ型では遊離骨片は回　12 □ ×：Ⅱ型 → Ⅲ型（R）
転する。

13 脛骨粗面骨折は大腿四頭筋の強力な牽引によって　13 □ ○
発生する。

14 脛骨粗面骨折は高齢者に多い。　　　　　　　　14 □ ×：脛骨粗面の骨端線閉鎖前の時期に
　　　　　　　　　　　　　　　　　　　　　　　　　　　多い。

15 腓骨頭単独骨折は脛骨内顆骨折に合併することが　15 □ ×：脛骨内顆骨折 → 脛骨外顆骨折
多い。

16 腓骨頭単独骨折は、膝関節が内転強制されて発症　16 □ ○
する。

17 腓骨単独骨折の合併症として腓骨神経麻痺がある。　17 □ ○

18 下腿骨骨幹部骨折では脛腓両骨折よりも脛骨単独　18 □ ×：脛腓両骨折の方が多い。
骨折が多い。

19 下腿骨骨幹部骨折は、ほとんどが閉鎖骨折である。　19 □ ×：開放骨折となりやすい。

20 脛腓両骨骨折の際、直達外力では脛骨と腓骨とが　20 □ ○
同じ高さで骨折する。

21 下腿骨骨幹部は栄養血管分布が良好で骨癒合しや　21 □ ×：栄養血管分布が乏しく骨癒合が遅
すい。　　　　　　　　　　　　　　　　　　　　　　　　い。

22 小児の下腿骨骨幹部骨折は骨片転位が起こりやすい。　22 □ ×：小児では骨片転位はほとんどみられ
　　　　　　　　　　　　　　　　　　　　　　　　　　　ない。

23 高齢者の下腿骨骨幹部骨折は脛骨単独骨膜下骨折　23 □ ×：高齢者 → 小児
が多い。

24 小児の下腿骨骨幹部骨折は脛骨の粉砕骨折となり　24 □ ×：粉砕骨折 → 若木骨折
やすい。

25 定型的な下腿骨骨幹部骨折では骨折線は前内方から後外上方に走る。

25 □ ○

26 直達外力による下腿骨骨幹部骨折では凸側に楔状骨片を作ることがある。

26 □ ×：凸側 → 凹側

27 下腿骨骨幹部骨折の変形治癒は特に斜骨折で起こりやすい。

27 □ ○

28 下腿骨骨幹部骨折では早期荷重により反張下腿を起こす。

28 □ ○

29 下腿骨骨幹部骨折に対する長期固定は関節拘縮を誘発する。

29 □ ○

30 下腿骨骨幹部骨折では、遷延治癒は近位・中央1/3境界部で発生しやすい。

30 □ ×：近位・中央1/3 → 中央・遠位1/3

31 下腿骨骨幹部骨折では、早期荷重により筋萎縮を起こす。

31 □ ×：早期荷重 → 長期固定

32 下腿骨骨幹部骨折では足関節屈曲位固定の継続で尖足位拘縮を起こす。

32 □ ○

33 下腿骨骨幹部骨折では脛骨神経麻痺により、足関節の尖足位拘縮が起こる。

33 □ ×：脛骨神経麻痺 → 腓骨神経麻痺

34 下腿骨骨幹部骨折では開放性骨折の場合、慢性骨髄炎を起こしやすい。

34 □ ○

35 下腿骨疲労骨折は発育期の10歳代に多く発生する。

35 □ ○

36 下腿骨疲労骨折は腓骨に最も多く発生する。

36 □ ×：腓骨 → 脛骨

37 下腿骨疲労骨折の疾走型は脛骨中央1/3に多い。

37 □ ×：疾走型 → 跳躍型

38 腓骨骨折近位1/3部の疲労骨折は跳躍型である。

38 □ ○

39 ラウゲ・ハンセン分類では、最初に距骨の動きを次に足の肢位を表す。

39 □ ×：最初に足の肢位、次に距骨の動きを表す。

40 受傷外力による分類の外転型では、前距腓靭帯損傷を引き起こす。

40 □ ×：前距腓靭帯
→ 内果の裂離骨折or三角靭帯断裂

41 外転型で外転力と同時に足関節屈曲が強制されると脛骨前果骨折を合併することがある。

41 □ ×：脛骨前果骨折 → 脛骨後果骨折

42 受傷外力による分類の軸圧型では、粉砕骨折もみられる。

42 □ ○

43 受傷外力による分類の内転型では、三角靭帯損傷を引き起こす。

43 □ ×：三角靭帯
　　　→ 前距腓靭帯、外力が大きいときは踵腓靭帯も

44 内転型は転位、変形が軽度なことが多く、内果骨折を見落とすことがある。

44 □ ○

45 チロー骨折は、脛骨前距腓靭帯付着部の裂離骨折である。

45 □ ×：前距腓靭帯 → 前脛腓靭帯

46 ポット骨折では内側支持機構の損傷を伴う。

46 □ ○

47 コットン骨折とは内果骨折に脛骨遠位関節面後縁【後果】を合併したものをいう。

47 □ ○

48 チロー骨折には、骨端線離開は含まれない。

48 □ ×：含まれる。

49 果部骨折の分類で献体を使い実験的に骨折を再現させたものはラウゲ・ハンセンの分類である。

49 □ ○

足・足趾骨骨折

1 距骨骨折で転位のない場合、脱臼と誤診されやすい。

1 □ ×：脱臼 → 捻挫

2 距骨骨折では、頸部骨折が多い。

2 □ ○

3 距骨骨折では、足関節内反強制で頸部が骨折する。

3 □ ×：内反強制 → 伸展（背屈）強制

4 距骨骨折では、外力が大きいと果部骨折を合併する。

4 □ ○

5 距骨骨折のナウマン症候には、長腓骨筋腱が関与する。

5 □ ×：長腓骨筋腱 → 長母指屈筋

6 距骨骨折のナウマン症候では、足の母指が足背側に屈曲する。

6 □ ×：足背側 → 足底側

7 距骨骨折では、後方転位することにより後脛骨動脈や腓骨神経を圧迫する。

7 □ ×：腓骨神経 → 脛骨神経

8 距骨骨折では、阻血性壊死は頭部で起こることが多い。

8 □ ×：頭部 → 体部

9 踵骨骨折は、足根骨骨折では最も頻度が高い。

9 ☐ ○

10 踵骨骨折は、高所からの落下により発生する。

10 ☐ ○

11 踵骨骨折は、踵骨隆起骨折、載距突起骨折、後方突起骨折、鴨嘴状骨折、体部骨折に分類される。

11 ☐ ×：後方突起骨折 → 前方突起骨折

12 踵骨骨折は脊椎圧迫骨折を合併しやすい。

12 ☐ ○

13 踵骨骨折では著明な外傷性凹足を後遺することがある。

13 ☐ ×：外傷性凹足 → 扁平足

14 踵骨骨折では著明な骨萎縮を後遺することがある。

14 ☐ ○

15 踵骨骨折では距踵関節症を後遺することがある。

15 ☐ ○

16 踵骨骨折ではベーラー角の増大に注意する。

16 ☐ ×：増大 → 減少

17 踵骨骨折では後脛骨筋腱腱鞘炎を後遺することがある。

17 ☐ ×：後脛骨筋腱 → 腓骨筋腱

18 舟状骨骨折は、高所から墜落して中足骨と踵骨の間に挟まり生じる。

18 ☐ ×：中足骨と踵骨 → 楔状骨と距骨頭

19 舟状骨粗面の骨折では、短腓骨筋の牽引力による裂離骨折を起こす。

19 ☐ ×：短腓骨筋 → 後脛骨筋

20 舟状骨骨折は、リスフラン関節の脱臼を合併することがある。

20 ☐ ×：リスフラン関節 → ショパール関節

21 舟状骨骨折では、第2ケーラー病との鑑別に注意する。

21 ☐ ×：第2ケーラー病 → 第1ケーラー病

22 舟状骨骨折は、扁平足を後遺する場合がある。

22 ☐ ○

23 立方骨骨折は、距骨骨頭と楔状骨の間に挟まり生じる。

23 ☐ ×：距骨骨頭と楔状骨
　　　　　→ 踵骨と中足骨

24 立方骨骨折では、第1〜第3中足骨からの介達痛がみられる。

24 ☐ ×：第1〜第3中足骨 → 第4.5中足骨

25 楔状骨骨折では、第4、第5中足骨からの介達痛がみられる。

25 ☐ ×：第4.5中足骨 → 第1〜第3中足骨

26 楔状骨骨折では、リスフラン関節脱臼を合併することがある。

26 ☐ ○

27 中足骨骨折では、轢過などの直達外力で発生しやすい。

27 □ ○

28 中足骨骨折の下駄骨折は、第1中足骨基部剥離骨折のことである。

28 □ ×：第1中足骨基部剥離骨折
→ 第5中足骨基部裂離骨折

29 下駄骨折は、長腓骨筋腱の牽引により発生する。

29 □ ×：長腓骨筋 → 短腓骨筋

30 下駄骨折は、足の強い外がえしによって起こる。

30 □ ×：外がえし → 内がえし

31 下駄骨折で内方凸変形が残ると歩行時痛を残しやすい。

31 □ ×：内方凸 → 外方凸

32 中足骨の疲労骨折は、第1中足骨に多発する。

32 □ ×：第1 → 第2, 3, 5

33 第3中足骨骨幹部近位部の疲労骨折は、ジョーンズ骨折である。

33 □ ×：第3中足骨 → 第5中足骨

34 ジョーンズ骨折では、遷延治癒に陥りやすい。

34 □ ○

35 第5中足骨骨幹部骨折の疲労骨折は、行軍骨折である。

35 □ ×：第5中足骨 → 第2,3中足骨

36 足指骨骨折は、直達外力により発生することが多い。

36 □ ○

37 足指骨骨折は、第2指の基節骨、末節骨に多い。

37 □ ×：第2指 → 第1指

38 足指第1、2指基節骨骨折の遺残変形は、足背凸である。

38 □ ×：足背凸 → 足底凸

MEMO

5 ▶下肢・脱臼

股関節脱臼

☐ **外傷性股関節脱臼**は交通事故での（ダッシュボード）損傷により（介達）外力で発生することが多く、（後方）脱臼が最も多い。寛骨臼や大腿骨骨頭などの（骨折）を合併することも多く、脱臼した骨頭による（坐骨）神経圧迫に注意を要する。また、整復までの時間が長いほど大腿骨（頭壊死）の発生率が高い。

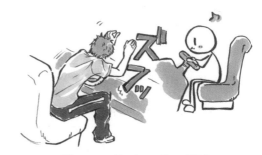

図2-32：ダッシュボード損傷

☐ **股関節後方脱臼**は（坐骨）脱臼と（腸骨）脱臼とに分類され、（屈曲）、（内転）、（内旋）位に弾発性固定される。変形は（腸骨）脱臼よりも（坐骨）脱臼で著明である。（大腿骨頭靭帯）は断裂し、大転子が（ローゼル・ネラトン）線より（高位）となり、下肢が（短縮）する。

☐ **腸骨脱臼**では大腿骨頭が寛骨臼の（後上方）に位置するため、殿部（後上方）部が膨隆し移動した（骨頭）を触れる。

☐ **股関節後方脱臼**の整復法には、背臥位で行う（牽引）法や（コッヘル）法（回転法）、腹臥位で行う（スティムソン）法などがある。

☐ **股関節後方脱臼**に対する牽引法では股関節と膝関節を（直角）位にし、下肢が内旋・外旋（中間）位になるように回旋させて行う。大腿を長軸（末梢）方向に漸次増強的に牽引し、徐々に下肢を（伸展）する。

☐ **股関節前方脱臼**には（恥骨上）脱臼と（恥骨下）脱臼があり、前者は股関節（過伸展）時に股関節の（外転・外旋）が強制されたときに発生し、後者は股関節を強く（外転・外旋）され、さらに（屈曲）が強制されたときに発生する。

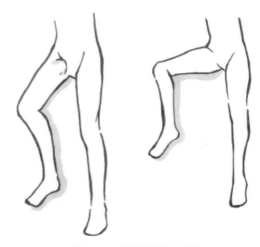

図2-33：股関節前方脱臼

☐ **股関節中心性脱臼**は、大腿骨頭によって（寛骨臼底）が骨折し（骨盤）内にめり込んで発生する。

☐ **股関節脱臼**の整復障害として（関節包裂傷）部の狭小［（ボタン穴）機構］や筋の介在、剥離した（骨頭）の一部や（関節窩縁）の一部の骨片の関節内での介在、（骨折）の合併がある。

☐ **股関節脱臼**整復後は2〜3週間の（安静臥床）が必要であるが、整復後数日より後療法として股関節の（等尺性収縮）運動から始める。約3週間後から、（自動）運動を実施する。

□ **股関節脱臼**の合併症には、大腿骨頭・大腿骨頸部・臼蓋縁・臼蓋底の（骨折）や（坐骨）神経損傷があり、続発症・後遺症には（阻血性大腿骨頭壊死）、外傷性（骨化性筋炎）、（外傷性）股関節炎などがある。

膝蓋骨脱臼

□ **膝蓋骨脱臼**は（内側）に比べ（外側）脱臼の発生頻度が高い。（X）脚［（外）反膝］の人に起こりやすく、FTA［（大腿脛骨外）側角］の（減少）やQ角の（増大）、外傷による（内側広）筋の脆弱化や全身の（関節弛緩）なども発生要因となる。 膝（伸展）により（自然整復）されることが多く、無治療で放置すると脱臼を繰り返し［（反復）性脱臼］、早期に関節症をきたす。（膝蓋骨軟骨）損傷を合併しやすい。

□ **膝蓋骨脱臼**では膝が（軽度屈曲）位のまま動かすことができず、（歩行）不能である。整復されて受診した場合、（内側膝蓋支帯）部の圧痛や膝蓋骨の（不安定）性を示すことが多い。また、膝蓋骨を外方に圧迫すると脱臼しそうになり、患者は不安感［（アプリヘンション）サイン］を訴える。

□ **膝蓋骨脱臼**の固定は、膝関節（軽度屈曲）位で３～４週間行う。固定後は（内側広）筋の筋力強化のために、伸展運動を積極的に行う。

膝関節脱臼

□ **膝関節脱臼**は（前方）脱臼が最も多く、膝関節に（過度伸展）が強制されて発生する（介達）外力によるものと、直接強力な外力が加えられた（直達）外力によるものがある。合併症として（内・外側副）靭帯や（十字）靭帯の断裂、（膝窩）動脈、（総腓骨）神経の圧迫、断裂がある。

□ **膝関節後方脱臼**は、（ダッシュボード）損傷など膝関節（屈曲）位で脛骨近位端に前方から強い外力が作用して発生する（直達）外力によるものがある。膝蓋骨は大腿骨顆部の下で（水平）となり、膝蓋骨関節面は（上方）を向く。

足部の脱臼

□ **ショパール関節脱臼**では、（足根）骨や（中足）骨などの骨折を合併することが多い。部分損傷は、ショパール関節外側に位置する（二分靭帯）に多い。

□ **足根中足関節の脱臼**を（リスフラン関節）脱臼といい、（第２中足骨基）部をはじめ様々な骨折を伴うことが多い。部分損傷はスポーツ活動でみられ趾部のＭＴＰ関節に過伸展と軸圧が加わり（内側楔状）骨と（第２中足）骨を結ぶリスフラン靭帯に損傷が起こる。

□ **足指の脱臼**は第（1）指の過度伸展（背屈）により背側脱臼を起こすものが多い。（種子）骨や軟部組織の介入により徒手整復困難となる。中足指節関節（MP関節）は（過伸展（背屈））、指節間関節（IP関節）は（屈曲（底屈））位をとる定型的変形［（Z字）型変形］をとり、指は（短縮）してみえる。（中足骨骨頭）が足底側の皮膚を破り、骨頭が露出する（開放）性脱臼となることもある。整復は、（背屈）を強制した後に基節骨基部に（直圧）を加え（末梢）方向に圧送し、（屈曲（底屈））して行う。

Question	Answer

股関節脱臼

1 股関節脱臼は直達外力で発生することが多い。

1 ☐ ×：直達外力 → 介達外力

2 股関節脱臼は前方脱臼が最も多い。

2 ☐ ×：前方脱臼 → 後方脱臼

3 股関節脱臼では、整復までの時間が長いほど大腿骨頭壊死の発生率が高い。

3 ☐ ○

4 股関節脱臼では膝窩動脈損傷に注意を要する。

4 ☐ ×：膝窩動脈 → 坐骨神経

5 股関節後方脱臼は恥骨上脱臼と恥骨下脱臼に分類される。

5 ☐ ×：後方脱臼 → 前方脱臼

6 股関節後方脱臼では、下肢は屈曲、外転、外旋位に弾発性固定される。

6 ☐ ×：外転、外旋位 → 内転、内旋位

7 股関節後方脱臼の変形は、坐骨脱臼よりも腸骨脱臼が著明である。

7 ☐ ×：坐骨脱臼の方が著明である。

8 股関節後方脱臼では、大転子がローゼル・ネラトン線より低位となる。

8 ☐ ×：低位 → 高位

9 股関節後方脱臼腸骨脱臼では殿部後上方部が膨隆し、骨頭を触れる。

9 ☐ ○

10 股関節中心性脱臼は、大腿骨頭によって寛骨臼底が骨折し骨盤内にめり込んで発生する。

10 ☐ ○

11 股関節脱臼の整復障害として、関節包裂傷部の狭小がある。

11 ☐ ○

12 股関節脱臼の続発症・後遺症に外傷性股関節炎がある。

12 ☐ ○

膝蓋骨脱臼

1 膝蓋骨脱臼は外側に比べ、内側脱臼の方が多い。

1 ☐ ×：外側脱臼の方が多い。

2 膝蓋骨脱臼はX脚の人に起こりやすい。

2 ☐ ○

3 膝蓋骨脱臼ではFTAの増大が発生要因となる。 〔**3** □ ×：増大 → 減少

4 膝蓋骨脱臼ではアプリヘンションサインが陽性となる。 〔**4** □ ○

5 膝蓋骨脱臼は膝蓋骨軟骨損傷を合併しやすい。 〔**5** □ ○

6 膝蓋骨脱臼は外側広筋の筋力強化が予防に役立つ。 〔**6** □ ×：外側広筋 → 内側広筋

膝関節脱臼

1 膝関節脱臼は後方脱臼が最も多い。 〔**1** □ ×：後方脱臼 → 前方脱臼

2 膝関節前方脱臼はダッシュボード損傷で生じる。 〔**2** □ ×：前方脱臼 → 後方脱臼

3 膝関節脱臼とそれに伴う複合靭帯損傷の発生頻度は非常に高い。 〔**3** □ ×：非常に高い → 低い

4 主にスポーツ外傷によるものが多い。 〔**4** □ ×：スポーツ外傷
→ 交通事故や高所からの転落など
高エネルギー損傷

5 膝関節前方脱臼の合併症として膝窩動脈、総腓骨神経の圧迫、断裂がある。 〔**5** □ ○

6 膝関節回旋脱臼には内側脱臼と外側脱臼がある。 〔**6** □ ×：回旋脱臼 → 側方脱臼

足部の脱臼

1 リスフラン関節外側脱臼では足外縁に第5中足骨基底部が突出する。 〔**1** □ ○

2 リスフラン関節底側脱臼では足底部に足根骨遠位部が突出する。 〔**2** □ ×：足底部 → 足背部

3 足第1指MTP関節背側脱臼は背屈（伸展）強制によるものが多い。 〔**3** □ ○

4 足第1指MTP関節背側脱臼ではZ字型変形がみられる。 〔**4** □ ○

5 足第1指MTP関節背側脱臼では末梢牽引による整復が適切である。 〔**5** □ ×：末梢牽引 → 背屈、直圧、屈曲

6 ▶下肢・軟部組織損傷

股関節の軟部組織損傷

☐ **鼠径部痛症候群**は鼠径部周辺の（不定愁訴）を訴えるもので、（サッカー）や（ラグビー）選手に多くみられる。

☐ 股関節の運動によって弾発現象をきたす疾患を（弾発）股（ばね）股といい、股関節（内転）位で（屈曲伸展）、または（内外旋）すると弾発現象が誘発されやすい。

☐ **梨状筋症候群**は（梨状）筋によって（坐骨）神経が絞扼障害を起こすもので、（殿部）から（下腿）にかけての痛みや（総腓骨）神経支配領域における感覚・運動麻痺がみられる。

☐ **ペルテス病**は（小児）期の大腿骨頭核への栄養血管の途絶によって（阻血性大腿骨頭壊死）を起こし、大腿骨頭などの（変形）を伴う疾患である。（3〜12）歳に発症するが、（4〜9）歳、（男児）に多い。股関節よりも同側の（大腿遠位）から（膝関節）前面にかけての痛みを訴えることが多く、（膝）の疾患と誤ることがある。

☐ **大腿骨頭すべり症**は（思春期）の成長が盛んな時期に大腿骨（近位）骨端線で大腿骨頭が頸部に対して（後方）へ転位することにより、股関節の（疼痛）と（可動域）制限が起きる疾患である。高度なすべりでは大転子（高位）となり、（トレンデレンブルグ）徴候※が陽性となる。
※（中殿）筋の麻痺により、歩行の片側支持期に（骨盤）が傾く現象。

☐ **単純性股関節炎**は（3〜10）歳の（男児）に好発する。経過観察や安静で（自然治癒）する。

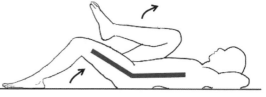

☐ **変形性股関節症**は、高齢化に伴う（退行性変性）による一次性のものと、先天的、後天的変形が基盤となり発症する二次性のものがある。股関節の可動域は（内旋・外転）制限から（屈曲・伸展）制限へと進行する。（伸展）制限の結果起こる屈曲拘縮の計測には（トーマス）テストが用いられる。

図2-34：トーマステスト

検査法 → 鑑別項目	陽性反応
トーマステスト →（股関節屈曲拘縮）の有無	（背臥）位で健側股関節を最大に屈曲させた時に、患側大腿部と診察台の間に（隙間）ができる。

☐ **股関節外転位拘縮**は（外転筋群）に肉ばなれ様損傷を起こした場合に、損傷した軟部組織の（伸長）による疼痛を軽減するため、（軽度外転）位を保持する状態である。患肢が（長く）みえるが、棘果長を計測すると（左右等長）である［（仮性）延長］。

☐ **股関節内転位拘縮**は（内転筋群）に肉ばなれ様損傷などを起こした際に生じ、外転位拘縮と（反対）の現象がみられる。

- [ ] **股関節屈曲位拘縮**は股関節の屈筋である（腸腰）筋、補助筋である（大腿直）筋、（縫工）筋などに損傷を起こした場合に、疼痛軽減のために（屈曲）位を保持する状態である。背臥位では骨盤の代償的（前傾）によって屈曲位拘縮に気づかないことがある。腹臥位で股関節を（伸展）位のまま膝関節を他動的に（屈曲）すると膝の関節制限があり、それ以上に膝を強く曲げようとすると尻が床面から持ち上がってくる（尻上がり）現象がみられる。これは（大腿直）筋の拘縮の場合にのみにみられる。

大腿部の軟部組織損傷

- [ ] 大腿部打撲による筋挫傷の治療では（保存）療法が主体となる。

- [ ] **大腿四頭筋肉ばなれ**は（大腿直）筋に多く、（筋疲労）や不適切な（ウォーミングアップ）などが危険因子となる。急な痛みを感じ、腫脹や皮下（出血斑）、硬結および膝関節（屈曲）制限を生じる。皮下出血斑は（24 時間）以内では現れにくく、完全断裂では直後に（陥凹）を触れることが多い。非常に大きな負荷では（筋腱移行）部の断裂を生じる（Ⅲ度）。また、中等度以上では（大腿直）筋の疼痛のため股関節が屈曲する（尻上がり）現象がみられる。

- [ ] **ハムストリングスの肉ばなれ**は（遠心）性収縮で発生しやすく、（筋腱移行）部で生じやすい。

- [ ] **大腿部骨化性筋炎**は（筋打撲）の後に起こりやすい合併症で、大腿部Ｘ線像で大腿部に（骨化）像が認められる。

- [ ] 膝関節伸展可動域が（20°）を超えたものを**反張膝**という。

- [ ] 膝関節を中心として下肢が外方凸に変形したものを（内反）膝といい、内方凸に変形したものを（外反）膝という。両側性のものは、それぞれ（O）脚、（X）脚とよばれる。

MEMO

膝関節の軟部組織損傷

- [ ] **ブラント病**は（脛骨）近位骨端、骨幹端の発育障害により、（脛骨）の（内反・内旋）変形をきたす疾患である。

- [ ] **オスグッド・シュラッター病**は、（脛骨粗面）部に疼痛と腫脹を生じる（骨端）症の一つで、スポーツ活動をしている（男児）に多い。（脛骨粗面）の骨化が完成する以前の力学的に弱い時期に、（大腿四頭）筋の収縮が脛骨粗面を繰り返し牽引することにより発生する。大腿四頭筋を強く収縮させる時に（膝蓋靭帯付着）部に限局して疼痛が認められる。

- [ ] **ジャンパー膝**は（膝伸展）機構のスポーツ障害で、膝蓋骨（下極）の（膝蓋靭帯炎）である。膝蓋骨（下極）部に運動痛や圧痛がみられ、（尻上がり）現象がみられる症例も多い。

- [ ] **半月板損傷**は膝関節の（屈伸）に下腿の（回旋）が加わった際に生じ、多くは（内側側副靭帯）や（前十字靭帯）など他の損傷に合併する。（内側）の損傷が多い。小児では（円板）状半月などの形態異常、高齢者では（変性）を基盤として損傷する。（荷重）時痛や（運動）時痛の他、（嵌頓）症状、（クリック）、関節（血腫）または水腫などがみられる。診断には（マックマレー）テストや（圧迫アプライ）テストが用いられる。

- [ ] （内側）側副靭帯損傷は（外側）側副靭帯損傷よりも頻度が高く、（前十字）靭帯や（半月板）など他の損傷を合併することが多い。**内側側副靭帯損傷**では膝関節の（外反）動揺性が、**外側側副靭帯損傷**では（内反）動揺性が出現する。徒手検査では（側方動揺）性テストや（牽引）アプライテストが用いられる。

- [ ] **前十字靭帯損傷**では（内側側副）靭帯をはじめとする他の靭帯損傷を合併することが多い。受傷直後から疼痛と膝の（不安定感）を訴える。徒手検査では（前方引き出し）テストや（ラックマン）テストが用いられる。

- [ ] **後十字靭帯損傷**では（後方押し込み）テストや（後方落ち込み）徴候が徒手検査に用いられる。

- [ ] **腸脛靭帯炎**は（腸脛靭帯）と大腿骨（外側上顆）との間の摩擦により生じ、膝関節（外側上）部に圧痛、運動時痛がみられる。徒手検査として（グラスピング）テストが用いられ、膝関節（屈曲）位で大腿骨外側上顆部よりやや近位部の腸脛靭帯を圧迫しながら膝関節を（伸展）させると、炎症部位に（疼痛）が誘発される。

- [ ] **滑膜ヒダ障害**［（タナ）障害］は主に（膝蓋内側）滑膜ヒダが膝関節の（屈伸）時に内側膝蓋大腿関節内にはさまれることで起こり、運動時に（膝蓋骨内下縁）に疼痛、違和感を生じる。

- [ ] 腓腹筋半膜様筋包では、しばしば膝窩に（ベーカー嚢腫）がみられる。

検査法 → 鑑別項目	陽性反応
マックマレーテスト →（膝半月板）損傷の有無と部位	（背臥）位で踵が殿部に接する程度まで屈曲し、一方の手で膝関節をつかんで下腿を（内旋・外旋）させると疼痛が生じる。 ⇒　内旋で疼痛がでる →（外側）半月版の損傷 ⇒　外旋で疼痛がでる →（内側）半月板の損傷
ラックマンテスト →（前十字靭帯）損傷	（背臥）位にさせ、一方の手で大腿遠位部を、他方の手で下腿近位部を握り、膝関節を軽度屈曲したまま下腿を後方から前方に（引き出す）と健側よりも大きな（前方動揺）がみられる。
膝蓋骨跳動検査 →（膝関節内貯留液）の有無	膝関節（伸展）位で膝蓋骨の上方の大腿部を包み込むよう押さえ、もう一方の手で膝蓋骨の下方を上方に向かって動かすと、膝蓋骨の（跳動）を感じる。
引き出し徴候 →（膝十字靭帯損傷）の有無と部位	（背臥）位で股関節を45°、膝関節90°に屈曲させ、下腿を（回旋中間）位とし、脛骨中枢端を両手でつかみ静かに前後方向に動かすと（動揺性）がみられる。 前方に動揺性がみられる（前方引き出し陽性） →（前十字）靭帯断裂 後方に動揺性がみられる（後方引き出し陽性） →（後十字）靭帯断裂
側方動揺性テスト →（膝側副靭帯損傷）の有無と部位	（背臥）位、患側股関節（軽度外転）位で、膝関節を30°屈曲する。 一方の手を膝の（外方）にあて、他方の手で膝関節を外転させると動揺性がみられる。 　→（内側）側副靭帯損傷 一方の手を膝の（内側）にあて、他方の手で膝関節を内転させると動揺性がみられる。 　→（外側）側副靭帯損傷
圧迫アプライテスト →（膝半月損傷）の有無	（腹臥）位で膝関節を90°屈曲させ、下腿を長軸方向に圧迫しながら（内旋・外旋）を加える。 内側に疼痛がみられる →（内側）半月損傷 外側に疼痛がみられる →（外側）半月損傷
牽引アプライテスト →（側副靭帯損傷）の有無	（腹臥）位で膝関節を90°屈曲させ、大腿後面を固定し脛骨を（内旋・外旋）しながら牽引する。 内側に疼痛がみられる →（内側）側副靭帯損傷 外側に疼痛がみられる →（外側）側副靭帯損傷

下腿部の軟部組織損傷

- ☐ 下腿のコンパートメントは（前方）区画、（外側）区画、（後方浅）区画、（後方深）区画の4つに分類される。

- ☐ **下腿のコンパートメント症候群**は筋区画内圧が（上昇）し（循環）障害をきたすもので、（後方）に比べ隔壁の伸展性が少なく強固なため（前方）および（外側）筋区画に発生しやすい。急性型では筋（伸長）時に疼痛がみられる。

- ☐ **アキレス腱断裂**は（完全）断裂がほとんどで、断裂部位は（アキレス腱狭窄）部位、（筋腱移行）部の順に多い。アキレス腱部は（陥凹）し、疼痛は一般に（軽微）であるが歩行は（困難）である。足指、足関節の（屈曲（底屈））運動は可能であるが、（つま先立ち）は不能である。下腿三頭筋を把持すると、健側では反射的に足部の（屈曲）が誘発されるが、患側では動かなくなる［（トンプソン）テスト：陽性］。固定は足関節（最大底屈）位から始め、徐々に（自然下垂）位、（中間）位へと移行する。

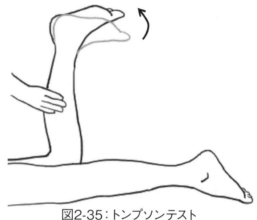

図2-35：トンプソンテスト

- ☐ **腓骨筋腱の非外傷性脱臼**では（上腓骨筋支帯）の欠損や（腓骨筋腱溝）の形成不全などの素因が存在することが多く、足関節の（外がえし）により長腓骨筋腱が外果の（前方）に移動し発症する。

- ☐ **過労性脛部痛［脛骨過労性骨膜炎・（シンスプリント）］**は足関節の反復性（底背屈）により、（下腿後面内側）筋群に疲労が起こり（脛骨内側後縁）部に沿った疼痛、圧痛がみられるもので、（扁平）足や（回内）足、膝（外反）などのアライメント異常があると発症しやすい。

検査法 → 鑑別項目	陽性反応
トンプソンテスト → （アキレス腱断裂）の有無	（腹臥）位で腓腹筋の中央部を把握すると健側では足関節の（屈曲（底屈））が生じるが、患側ではみられない。

足部の軟部組織損傷

- ☐ 外側側副靱帯は（前距腓）靱帯、（踵腓）靱帯、（後距腓）靱帯の3つに区別される。

- ☐ 前距腓靱帯には足関節の（内がえし）を抑制する機能や距骨の（前方）移動を抑制する機能がある。

- ☐ **外側側副靱帯損傷**は足関節の（内がえし）により生じ、（前距腓）靱帯損傷が最も多い。損傷（2度、3度）では足関節（内反）動揺性や（前方引き出し）症状が著明となる。疼痛や腫脹は足関節（外側）部にみられ、（外果下方）に皮下出血斑が出現する。疼痛や腫脹は（損傷程度）と必ずしも一致しない。重症例では足関節の（前方引き出し）症状や（距骨傾斜）角の異常を認める。初期には損傷度の軽重に関係なく、（RICE処置）の原則に従い（冷罨）法を行う。

- ショパール関節は（距舟）関節と（踵立方）関節からなる複合関節である。強靭な靭帯によって補強され、関節の可動性がきわめて（小さい）ため、一般的に損傷を受けることが（少ない）。

- リスフラン関節は楔状骨、立方骨と中足骨との間に存在する複合関節で（足根中足）関節ともよばれる。（前足）部に捻転力などの外力が加わった際に発生する。

- 扁平足とは一般に（内側縦アーチ）が低下したものをいうが、外反足、外反扁平足、横アーチの低下した（横軸扁平足）などを総称することも多い。

- **有痛性三角骨障害**は（距骨後外側）の過剰骨である（三角）骨が、足関節の（最大屈曲）に伴い脛骨遠位端部後縁と踵骨にはさまれ、足関節（後外）側に疼痛を訴えるものである。

- **有痛性外脛骨**は足の（舟状骨内側）に存在する過剰骨が疼痛の原因となる。発生率は（10～20）％で、同部位に内側縦アーチの保持に関与する（後脛骨）筋が付着しているため、（扁平）足のある患者に発生する傾向がある。

- **第1ケーラー病**は足の（舟状）骨に発生する骨端症で、（3～7）歳に好発する。

- **足根管症候群**は（足根管）による（坐骨）神経の（絞扼）性神経障害である。

- **第2ケーラー病**（フライバーグ病）は（第2中足骨頭）に発生する骨端症で、(10)歳代の（女子）に多い。

- **モートン病**は、主に（第3～4）中足骨頭間において（足底）神経が絞扼される疾患である。

MEMO

6 ▶下肢・軟部組織損傷 Q&A

Question	Answer

股関節の軟部組織損傷

1 鼠径部痛症候群では患者は鼠径部を中心とした不定愁訴を訴える。

1 ☐ ○

2 鼠径部痛症候群の素因として、鼠径ヘルニア、外旋筋や腹直筋の起始部炎がある。

2 ☐ ×：外旋筋 → 内転筋

3 弾発股のうち、軋音を聴取できるもののほとんどは関節内型である。

3 ☐ ×：関節内型 → 関節外型

4 弾発股では、大転子と腸脛靭帯または大殿筋前縁で弾発現象がみられることが多い。

4 ☐ ○

5 ばね股では股関節の屈伸時に弾発音が聴取される。

5 ☐ ○

6 坐骨神経は梨状筋上孔を通過する。

6 ☐ ×：梨状筋上孔 → 梨状筋下孔

7 梨状筋は絞扼性神経障害の原因となる。

7 ☐ ○

8 梨状筋症候群では閉鎖神経の絞扼障害が生じる。

8 ☐ ×：閉鎖神経 → 坐骨神経

9 梨状筋症候群では、ルドルフテストが陽性となる。

9 ☐ ×：梨状筋は股関節の屈曲には関与しない。

10 梨状筋症候群では総腓骨神経支配領域に痛覚・運動麻痺がみられる。

10 ☐ ○

11 梨状筋症候群では、足底の感覚障害がみられる。

11 ☐ ○

12 ペルテス病は上下骨端動脈の閉塞が発生の原因と考えられている。

12 ☐ ○

13 ペルテス病では膝蓋骨の変形がみられる。

13 ☐ ×：膝蓋骨 → 大腿骨骨頭

14 ペルテス病では膝関節障害がみられる。

14 ☐ ×：膝関節障害 → 股関節障害

15 ペルテス病は通常、成人に多く発症する。

15 ☐ ×：3～12歳、男児に多く発症する。

16 大腿骨頭すべり症は、大腿骨遠位部で発生する。

16 ☐ ×：大腿骨遠位部 → 大腿骨近位部

17 大腿骨頭すべり症では、すべりが強くなるとドレーマン徴候がみられる。

17 ☐ ○：外旋位拘縮となるため。

18 大腿骨頭すべり症では、高度なすべりでは大転子高位になる。

18 ☐ ○：トレンデレンブルグ徴候が陽性となる。

19 単純性股関節炎は、小児の股関節疾患のなかでは頻度は低い。

19 ☐ ×：低い → 高い。3～10歳の男児に好発する。

20 単純性股関節炎では屈曲位で外旋制限がみられる。

20 ☐ ×：外旋 → 内旋

21 変形性股関節症ではトーマステストが用いられる。

21 ☐ ○：屈曲拘縮の計測に用いられる。

22 股関節外転位拘縮では患肢の仮性短縮がみられる。

22 ☐ ×：短縮 → 延長

23 股関節屈曲位拘縮は骨盤の後方傾斜が増加する。

23 ☐ ×：後方傾斜 → 前方傾斜

24 股関節屈曲拘縮では尻上がり現象が陽性となる。

24 ☐ ○

25 尻上がり現象に関与する筋はどれか。
[内側広筋、外側広筋、大腿直筋、中間広筋]

25 ☐ 大腿直筋

26 股関節屈曲拘縮ではトーマステスト陽性となる。

26 ☐ ○

大腿部の軟部組織損傷

1 大腿部打撲のことをチャーリーホースという。

1 ☐ ○

2 大腿部打撲の治療では急性期にスクワット訓練を行う。

2 ☐ ×：筋挫傷の治療は保存療法が主体となる。

3 大腿四頭筋が損傷すると、膝崩れ現象が起こる。

3 ☐ ○

4 大腿四頭筋の肉ばなれは内側広筋に多い。

4 ☐ ×：内側広筋 → 大腿直筋

5 大腿四頭筋の肉ばなれは寒冷時に多く発症する。

5 ☐ ○

6 大腿四頭筋の肉ばなれでは、膝の完全自動伸展運動は可能である。

6 ☐ ×：可能 → 不能

7 大腿四頭筋の肉ばなれでは、損傷部に陥凹を触れることがある。

7 ☐ ○

8 大腿四頭筋の肉ばなれでみられる皮下出血斑は、筋断裂があることを示す。

8 ☐ ×：皮下出血斑の出現は、筋断裂を証明するよりも、その損傷の程度を示す。

9 大腿四頭筋の肉ばなれを放置すると、患部に硬結を残す。

9 ☐ ○

10 中等度の大腿四頭筋の肉ばなれでは尻上がり現象はみられない。

10 □ ×：中等度以上でみられる。

11 ハムストリングスの肉ばなれは膝窩部に好発する。

11 □ ×：膝窩部 → 筋腱移行部

12 ハムストリングスの肉ばなれでは尻上がり現象がみられる。

12 □ ×：尻上がり現象に関与する筋肉は大腿四頭筋。

13 ハムストリングスの肉ばなれは求心性収縮で発生しやすい。

13 □ ×：求心性収縮 → 遠心性収縮

14 大腿部骨化性筋炎は肉ばなれの後に起こりやすい。

14 □ ×：肉ばなれ → 筋挫傷

膝関節部の軟部組織損傷

1 反張膝とは膝関節伸展可動域が10°を超えた状態である。

1 □ ×：10° → 20°

2 くる病では外反膝がみられる。

2 □ ×：外反膝 → 内反膝

3 ブラント病は股関節障害をきたす疾患である。

3 □ ×：股関節障害 → 膝関節障害

4 オスグッド・シュラッター病は骨端の骨化障害である。

4 □ ○

5 オスグッド・シュラッター病では股関節障害がみられる。

5 □ ×：股関節障害 → 膝関節障害

6 オスグッド・シュラッター病では、膝蓋骨下極部に圧痛が認められる。

6 □ ×：膝蓋骨下極部 → 膝蓋靭帯付着部

7 オスグッド・シュラッター病はスポーツ活動をしている女児に多い。

7 □ ×：女児 → 男児

8 ジャンパー膝は膝蓋靭帯が断裂を起こしたものである。

8 □ ×：断裂 → 炎症

9 ジャンパー膝では尻上がり現象がみられることが多い。

9 □ ○

10 ジャンパー膝の圧痛は膝蓋靭帯付着部でみられることが多い。

10 □ ×：膝蓋靭帯付着部 → 膝蓋骨下極部

11 膝半月板損傷では外側半月板の損傷が多い。

11 □ ×：外側 → 内側

12 膝半月板損傷は、単独損傷が多い。

12 □ ×：前十字靭帯損傷や内側側副靭帯損傷を合併することが多い。

13 膝関節内側半月辺縁部損傷は膝関節筋伸展位で受傷することが多い。

13 □ ×：膝関節屈曲に下腿の回旋が加わり発症する。

14 膝半月板損傷では、半月の嵌頓によりロッキングを生じる。

14 □ ○

15 膝半月板損傷では、半月板断裂の程度により荷重時痛が出現する。

15 □ ○

16 膝半月板損傷では、関節血腫はみられない。

16 □ ×：みられる。

17 半月板損傷では、膝関節の不安定性が著明となる。

17 □ ×：不安定性を生じるのは、靭帯損傷である。半月板損傷の程度によっては、膝関節の嵌頓症状、クリックなどの症状をみることがある。

18 半月板損傷の徒手検査としてグラスピングテストがある。

18 □ ×：腸脛靭帯炎の徒手検査である。

19 半月板損傷の有無は、マックマレーテストで確認できる。

19 □ ○

20 半月板損傷の検査として、側方動揺検査が行われる。

20 □ ×：側副靭帯損傷の検査である。

21 半月板損傷では、ラックマン検査で損傷の有無を確認する。

21 □ ×：前十字靭帯損傷の検査である。

22 半月板損傷では牽引アプライテストが用いられる。

22 □ ×：牽引 → 圧迫

23 外側側副靭帯損傷は内側側副靭帯損傷よりも発生頻度が高い。

23 □ ×：内側側副靭帯損傷の方が多い。

24 膝関節側副靭帯損傷では前方引き出し徴候が陽性になる。

24 □ ×：前十字靭帯損傷で陽性になる。

25 膝関節側副靭帯の完全断裂では膝の側方動揺性が著明となる。

25 □ ○

26 内側側副靭帯では内反動揺性が出現する。

26 □ ×：内反動揺性 → 外反動揺性

27 膝関節側副靭帯損傷では、膝関節の嵌頓症状がみられる。

27 □ ×

28 膝側副靭帯損傷では、限局性の圧痛や腫脹がみられる。

28 □ ○

29 膝側副靭帯損傷では軸圧痛が著明となる。

29 □ ×：圧痛がみられる。

30 膝側副靭帯損傷では圧迫アプライテストで損傷の有無を検査する。

30 □ ×：圧迫 → 牽引

31 膝側副靭帯損傷の固定肢位は靭帯の緩む伸展位とする。

31 □ ×：伸展位 → 軽度屈曲位

32 膝側副靭帯損傷の副子固定後の二次的神経損傷として腓骨神経麻痺がある。

32 □ ○

33 前十字靭帯損傷では膝くずれ現象がみられる。

33 □ ○

34 前十字靭帯損傷の非接触型損傷は単独損傷が多く、10歳代の女性に多い。

34 □ ○

35 前十字靭帯損傷では膝関節に不安定性が出現する。

35 □ ○

36 前十字靭帯損傷では、後方引き出し現象が陽性となる。

36 □ ×：後方 → 前方

37 前十字靭帯損傷ではサギングサインがみられる。

37 □ ×：前十字靭帯 → 後十字靭帯

38 前十字靭帯損傷ではラックマンテストにより前方への不安定性を認める。

38 □ ○

39 前十字靭帯損傷はマックマレーテストで判定できる。

39 □ ×：半月板損傷の検査である。

40 前十字靭帯損傷にはアプライテストが用いられる。

40 □ ×：半月板と側副靭帯損傷の検査である。

41 前十字靭帯損傷はNテストで判定できる。

41 □ ○

42 後十字靭帯損傷は膝関節屈曲位で脛骨粗面部を強打して発生する。

42 □ ○

43 後十字靭帯損傷はワトソン・ジョーンズテストで検査する。

43 □ ×：半月板損傷の徒手検査である。

44 後十字靭帯損傷では、後方押し込み現象が陽性となる。

44 □ ○

45 腸脛靭帯炎は、膝関節の屈伸を繰り返す動作により発症する。

45 □ ○

46 腸脛靭帯炎はジャンパー膝ともいわれる。

46 □ ×：ジャンパー膝 → ランナー膝

47 腸脛靭帯炎はX脚の人に多く発症する。

47 □ ×：X脚 → O脚

48 腸脛靭帯炎では、屈伸運動時に疼痛がみられる。

48 □ ○

49 腸脛靭帯炎では膝関節内側部に圧痛、運動時痛を認める。

49 □ ×：内側部 → 外側部

50 腸脛靭帯炎はラックマンテストで膝関節伸展時の疼痛の有無を診断する。

50 □ ×：ラックマンテスト
　　　　 → グラスピングテスト

51 タナ障害では半月板が損傷される。

51 □ ×：半月板 → 滑膜ヒダ

52 タナ障害は、膝蓋下滑膜ヒダに多くみられる。

52 □ ×：膝蓋下 → 膝蓋内側

53 タナ障害では運動時に膝蓋内側縁に疼痛を認める。

53 □ ○

54 鵞足炎では尻上がり現象が陽性となる。

54 □ ×：尻上がり現象には主に大腿直筋が関与する。

55 鵞足炎では膝蓋骨下極部に圧痛がみられる。

55 □ ×：痛みは膝関節内側にみられる。

下腿部の軟部組織損傷

1 下腿三頭筋の肉離れはテニスレッグともいわれる。

1 □ ○

2 下腿三頭筋の肉離れでは血腫がみられる。

2 □ ○

3 下腿三頭筋の肉離れはヒラメ筋に多く発症する。

3 □ ×：ヒラメ筋 → 腓腹筋

4 下腿三頭筋の肉離れの発生要因に寒冷がある。

4 □ ○

5 下腿三頭筋の肉ばなれでは、つま先立ちで疼痛が軽減する。

5 □ ×：軽減 → 増強

6 コンパートメント症候群の急性型はスポーツ活動が原因となる。

6 □ ×：スポーツ活動
　　　　 → 骨折、打撲、挫傷など

7 コンパートメント症候群は後方浅および後方深区画に発生しやすい。

7 □ ×：前方および外側区画に発生しやすい。

8 コンパートメント症候群では筋区画の内圧が減少し循環障害が発生する。

8 □ ×：減少 → 上昇

9 コンパートメント症候群では、障害筋の他動伸展で痛みが増強する。

9 □ ○

10 コンパートメント症候群は圧迫や挙上で治療する。

10 ☐ ×：血流低下を助長させるため不適。

11 コンパートメント症候群の慢性型では、安静時に疼痛はみられない。

11 ☐ ○：慢性型では、運動を中止し安静にすることで症状は消退する。

12 前方コンパートメント症候群では、浅腓骨神経領域の知覚障害がみられる。

12 ☐ ×：浅腓骨神経 → 深腓骨神経

13 アキレス腱断裂はアキレス腱の強打により起こりやすい。

13 ☐ ×：跳躍動作の着地時に好発する。

14 アキレス腱断裂では通常歩行は不能である。

14 ☐ ○

15 アキレス腱断裂ではつま先立ちは可能である。

15 ☐ ×：できない。

16 アキレス腱断裂では断裂部に膨隆を触知する。

16 ☐ ×：膨隆 → 陥凹

17 アキレス腱断裂では足関節の自動底屈運動ができない。

17 ☐ ×：可能である。

18 アキレス腱断裂は下腿三頭筋から腱へ移行する部位に最も多く起こる。

18 ☐ ×：アキレス腱狭窄部で最も多い。

19 アキレス腱断裂は距骨停止部から中枢10 cmに好発する。

19 ☐ ×：10 cm → 2〜3 cm

20 アキレス腱断裂はトンプソンテストでの足関節底屈不能により判定できる。

20 ☐ ○

21 アキレス腱断裂では下腿三頭筋を把持した際、患側で足部の屈曲が誘発される。

21 ☐ ×：誘発されない（トンプソンテスト）。

22 アキレス腱断裂の固定は尖足位で行う。

22 ☐ ○

23 アキレス腱断裂の固定期間は8〜12週を目安とする。

23 ☐ ×：8〜12週 → 4〜6週

24 非外傷性腓骨筋腱脱臼は足関節の内返しで起こる。

24 ☐ ×：内がえし → 外がえし

25 非外傷性腓骨筋腱脱臼では長腓骨筋腱が外果の後方に移動する。

25 ☐ ×：後方 → 前方

26 非外傷性腓骨筋腱脱臼の発生要因として、上腓骨筋支帯の欠損がある。

26 ☐ ○

27 非外傷性腓骨筋腱脱臼には腓骨筋腱溝の形成不全が関与する。

27 ☐ ○

28 扁平足はシンスプリントの発生要因の一つである。　　28 □ ○

29 シンスプリントでは主に下腿外側に圧痛を認める。　　29 □ ×：外側 → 内側

30 シンスプリントでは足関節底屈運動で疼痛が軽減する。　　30 □ ×：軽減 → 増強

31 シンスプリントでは、発症後3週で仮骨の形成がみられる。　　31 □ ×：単純X線像で異常所見はみられない。

足部の軟部組織損傷

1 足関節の捻挫は足部を強く外がえしした時に起こりやすい。　　1 □ ×：外がえし → 内がえし

2 足関節捻挫では内側側副靭帯が損傷されやすい。　　2 □ ×：内側側副靭帯 → 外側側副靭帯

3 足関節の外側側副靭帯損傷は前脛腓靭帯に多い。　　3 □ ×：前脛腓靭帯 → 前距腓靭帯

4 足関節捻挫では2度以上の損傷で足部の動揺性が大きくなる。　　4 □ ○

5 足関節捻挫では前方不安定性がみられる。　　5 □ ○：前距腓靭帯損傷でみられる。

6 前距腓靭帯断裂は足関節の強い外がえし力が加わって発症する。　　6 □ ×：外がえし → 内がえし

7 前距腓靭帯断裂では足関節の背屈が不能となる。　　7 □ ×：可能である。

8 前距腓靭帯断裂では外果前方に限局性圧痛を認める。　　8 □ ○

9 前距腓靭帯損傷では足部の外転強制により疼痛が著しく増強する。　　9 □ ×：外転強制 → 内がえし強制

10 前距腓靭帯損傷では疼痛や腫脹の程度が損傷程度と比例する。　　10 □ ×：比例しない。

11 後距腓靭帯断裂では前方引き出し症状が著明となる。　　11 □ ×：後距腓靭帯 → 前距腓靭帯

12 重度の足関節捻挫では距骨傾斜角の増大を認める。　　12 □ ○

13 足関節捻挫の初期治療では患肢の安静を図る。　　13 □ ○

14 足関節捻挫の初期治療では温罨法を施す。

14 ☐ ×：温罨法 → 冷罨法

15 足関節捻挫の初期治療では圧迫は禁忌である。

15 ☐ ×：初期治療には損傷度の軽重に関係なく、RICE処置の原則に従い冷罨法を行い、外果部に圧迫枕子を当て、包帯固定および高挙とする。

16 足関節捻挫では果部骨折との鑑別が必要である。

16 ☐ ○

17 足関節内返し捻挫の再発予防には、長・短腓骨筋の神経筋促通が最も効果的である。

17 ☐ ○

18 足関節90°位を維持するように固定する。

18 ☐ ×：90° → 0°

19 前距腓靭帯部分断裂の固定期間は6～8週となる。

19 ☐ ×：6～8週 → 約3週

20 外脛骨による疼痛と最も鑑別を要する部位はリスフラン関節である。

20 ☐ ×：ショパール関節

21 外側縦アーチが低下したものを扁平足という。

21 ☐ ×：外側 → 内側

22 成人期扁平足の原因として肥満など体重増加によるアーチの低下がある。

22 ☐ ○

23 有痛性三角障害の疼痛は、足関節内側にみられる。

23 ☐ ×：内側 → 後外側

24 有痛性外脛骨の疼痛は、足関節外側にみられる。

24 ☐ ×：外側 → 内側

25 有痛性外脛骨の発生には前脛骨筋が関与する。

25 ☐ ×：前脛骨筋 → 後脛骨筋

26 足底筋膜炎は踵骨棘があると必ず起こる。

26 ☐ ×：足底筋膜炎は踵骨棘との直接的な関連性はないといわれる。

27 第1ケーラー病は踵骨に発生する骨端症である。

27 ☐ ×：踵骨 → 足の舟状骨

28 第1ケーラー病は成人に多く発症する。

28 ☐ ×：3～7歳の小児に多く発症する。

29 足根管症候群は腓骨神経の絞扼性神経障害である。

29 ☐ ×：腓骨神経 → 脛骨神経

30 第2ケーラー病は第4中足骨頭に発生する骨端症である。

30 ☐ ×：第2中足骨頭

31 モートン病では足底側神経が絞扼されることが多い。

31 ☐ ○

7 ▶脊椎

骨折・脱臼

☐ **頸椎骨折**は第（5, 6）頸椎に好発する。

☐ **頸椎骨折**で（頸髄）損傷を合併すると（麻痺）が広範囲となり、重篤な後遺症を残す。

☐ **環椎破裂骨折**・（ジェファーソン）骨折は頭部から頸椎軸方向への（軸圧）により発生する。

☐ **ジェファーソン骨折**では脊柱管が（拡大）するため、脊髄損傷の頻度は（少ない）。

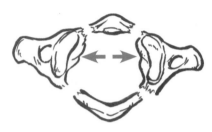

図2-36：ジェファーソン骨折の骨折部および転位方向

☐ **軸椎歯突起骨折**の分類について以下の表を完成させよ。

分類：骨折部位	特徴
Ⅰ型：歯突起上部	・（横靭帯）との接地面が残存しており、安定性は（良好）である。 ・（疼痛）が軽減するまで安静にし、外固定には（フィラデルフィア）カラーなどを用いる。
Ⅱ型：歯突起基部	・発生頻度が（高）く、（転位）を生じやすい。 ・脊髄の（圧迫損傷）の危険がある。 ・骨癒合不良で（偽関節）を生じ、不安定性により二次的（脊髄損傷）を起こすこともある。 ・必要に応じ（観血）的固定を行う。
Ⅲ型：軸椎椎体	・骨癒合は（良好）である。 ・小児では（骨端線離開）となる。 ・（血流）も旺盛で、比較的（短期間）の外固定でよい。

☐ **軸椎関節突起間骨折**は（ハングマン）骨折ともよばれ、（首吊り）の時以外に交通事故などによる（伸展圧迫）力や屈曲圧迫力でも発生する。

☐ **椎体楔状圧迫骨折**は第（5, 6）頸椎に好発する。（後縦）靭帯が損傷されることは少なく頸部の安定性が良いため、脊髄損傷は（少ない）。

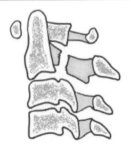

図2-37：ハングマン骨折

- （ティアドロップ）骨折は頸椎の屈曲外力に圧迫力が加わった際、中・下部頸椎に発生する骨折で、三角形の（小骨片）を生じる。

- **棘突起骨折**は C（6）〜 Th（1）、特に第（7）頸椎に好発し、（斜）骨折となることが多い。ゴルフなどの自家筋力による疲労性骨折は（スコップ作業者）骨折（clay-shoveler's fracture）ともよばれる。

- **胸椎椎体圧迫骨折**では、受傷後数日経過すると受傷椎高位に一致する皮膚分節に（帯状痛）がみられる。

- **胸腰椎移行部圧迫骨折**は高齢の（女）性に好発し、第（11）胸椎〜第（2）腰椎に多く発生する。本症では腸の（蠕動運動）が低下し（便秘）となる。治療法として（ベーラー）整復法などが用いられる。

- （チャンス）骨折はシートベルト損傷とも称され、第1腰椎から第（4）腰椎に好発する。シートベルトを支点として屈曲牽引力が加わり、脊椎に（水平）な骨折線が生じる。脊髄損傷の合併は（少な）い。

- **腰椎肋骨突起（横突起）骨折**は第（3）腰椎に最も発生し、（腰方形）筋や（大腰）筋の強い収縮力による裂離骨折として発生することがある。本症では体幹を健側に側屈すると激痛が発生する（パイル）徴候がみられる。

- **環椎の脱臼**は歯突起骨折時にみられる（前方）脱臼が多い。脊髄損傷を免れたものは（クラッチフィールド）などの頭蓋直達牽引固定を施すことがある。

- **椎間関節脱臼**は第（5）〜（7）頸椎間に好発する。片側脱臼は（単純 X 線）で確認しにくく、両側脱臼では（脊髄損傷）の合併が多い。

- **胸腰椎移行部骨折**は胸腰椎移行部に強い（屈曲）力が働き、脊椎に（回旋）力が働くことで生じ、下位椎体の頭側部分は（スライス）骨折となる。

軟部損傷

- 急性疼痛に頸椎や肩甲骨の運動性が制限された状態を（寝違え）という。

- **寝違え**は（一過性）の筋痛であるが、頸椎の（退行）性変化を基盤として起こる場合や（炎症）性の疼痛による場合もある。頸椎の（捻転）や側屈が制限されることが多く、鑑別疾患として、頸椎椎間板ヘルニア、（リンパ性斜頸）、悪性腫瘍の頸椎転移などがある。

- **むちうち損傷**は交通事故などで頸椎が急激な（過伸展）、（過屈曲）されて生じ、（骨折）、（脱臼）を除く頸部の筋・靭帯・神経・血管などさまざま損傷を含む。臨床的に（頸椎捻挫）型、（根症状）型、頸部交感神経症候群＝（バレ・リーウー Barre-Lieou）症状型、混合型［=（根症状）型と（バレ・リーウー）症状型の混合］、（脊髄）症状型の5つに分類される。

- （頸椎捻挫）型は軽度のむちうち損傷で約80％を占める。原則、（保存）療法で治療する。

- **根症状型**のむちうち損傷では（スパーリング）テスト、（ジャクソン）テストが陽性になる。

- [ ] **外傷性腕神経叢麻痺**は、損傷高位により（節前）損傷［＝（根引き抜き）損傷］と（節後）損傷とに大別され、麻痺型により（上位）型、（下位）型、（全）型に分類される。交通事故とくに（オートバイ）によるものが大部分を占める。

- [ ] **外傷性腕神経叢麻痺**では一般に（全）型が多く、（下位）型は少ない。

- [ ] **外傷性腕神経叢麻痺**の全型では、（節前）損傷の占める割合が多く、（上位）型では節後損傷が多い。

- [ ] 副神経は第（11）脳神経であり、純運動神経である。

- [ ] 副神経本幹の損傷で（胸鎖乳突）筋の麻痺と（僧帽）筋の麻痺がみられる（**副神経麻痺**）。

- [ ] 長胸神経は第（5〜7）頚神経からなり（前鋸）筋を支配する。椎間孔を出た第（5・6）頚神経が合流し中斜角筋を通過した後、第（7）頚神経の枝と合流して長胸神経本幹となる。

- [ ] **長胸神経麻痺**は重い（リュックサック）で肩が下方へ引き下げられたり、アーチェリー、やり投げ、テニス、バレーボールなどのスポーツ活動により発生するもことが多い。

- [ ] **長胸神経麻痺**では（前鋸）筋の麻痺により、肩関節屈曲運動で肩甲骨内側縁と肩甲骨下角が後方に突出する（翼状肩甲骨）がみられる。

- [ ] 分娩の際に（腕神経叢）が牽引損傷を受け、（上肢）の麻痺をきたすものを**分娩麻痺**という。

- [ ] **胸郭出口症候群**とは（斜角筋）症候群、（頚肋）症候群、（肋鎖）症候群、（過外転）症候群の総称で、圧迫部位と症状によって（神経）性、（動脈）性、（静脈）性の３型に分類される。

- [ ] **胸郭出口症候群**の検査法として脈管圧迫テストとして（アドソン）テスト、（アレン）テスト、（エデン）テスト、（ライト）テストがあり、神経刺激テストとして（モーリー）テスト、（ルース）テストがある。

- [ ] **腰部**の軟部組織損傷は、原因により（関節）性、（靭帯）性、（筋・筋膜）性に大別される。

- [ ] **関節性**の腰部軟部組織損傷では（椎間）関節と（椎体間）関節［＝線維軟骨結合（広義の関節）］が原因となる。

- [ ] **靭帯性**の腰部軟部組織損傷では、（棘上）靭帯・（黄色）靭帯・（棘間）靭帯などの椎骨部の靭帯と（仙腸）靭帯が原因となる。

- [ ] 腰部を形成する筋は（脊柱起立）筋を中心に作業状態、日常生活などでストレスを受けやすくなっているため、**筋・筋膜性**の腰部軟部組織損傷の原因となる。

7 ▶ 脊椎 Q&A

Question	Answer

骨折・脱臼

1 頸椎骨折は上位第2・3頸椎に好発する。

1 ☐ ×：第2・3頸椎 → 第5・6頸椎

2 ジェファーソン骨折は第2頸椎軸椎の前弓、後弓4か所で骨折したものである。

2 ☐ ×：第1頸椎環椎での骨折

3 ジェファーソン骨折では脊髄損傷の合併が多い。

3 ☐ ×：多い → 少ない

4 軸椎歯突起骨折Ⅱ型では安定性が良好である。

4 ☐ ×：良好 → 不良

5 軸椎歯突起骨折Ⅲ型ではフィラデルフィアカラーなどの外固定のみで良い。

5 ☐ ○

6 頸椎椎体楔状圧迫骨折をハングマン骨折という。

6 ☐ ×：頸椎椎体楔状圧迫骨折
        → 軸椎関節突起間骨折

7 頸椎椎体楔状圧迫骨折では脊髄損傷の合併が多い。

7 ☐ ×：多い → 少ない

8 SOMI装具は頸椎骨折での外固定に用いられる。

8 ☐ ○

9 ティアドロップ骨折では上位椎体の後上部に三角形の小骨片を生じる。

9 ☐ ×：後上部 → 前下部

10 ティアドロップ骨折で脊髄損傷が発生することはない。

10 ☐ ×：椎体の後方転位があれば発生する。

11 椎体破裂骨折では脊髄損傷の頻度は高い。

11 ☐ ○：後方骨折塊の転位により生じる。

12 スコップ作業者骨折とは第7頸椎や第12胸椎に発生する棘突起の疲労骨折である。

12 ☐ ○

13 スコップ作業者骨折はゴルフなどによる自家筋力で発症する。

13 ☐ ○

14 第7頸椎棘突起骨折は横骨折になりやすい。

14 ☐ ×：屈曲力により斜骨折になりやすい。

15 胸椎椎体圧迫骨折は青壮年者に好発する。

15 ☐ ×：青壮年者 → 高齢の女性

16 胸椎上部椎体圧迫骨折で受傷原因のないものは病的骨折を疑う。

16 ☐ ○

17 胸腰椎移行部圧迫骨折は第10胸椎〜第1腰椎に好発する。

17 □ ×：第11胸椎〜第2腰椎

18 高齢の骨粗鬆症では、軽微な外力でも胸腰椎の圧迫骨折をおこす。

18 □ ○

19 胸腰椎移行部圧迫骨折では受傷椎下位に一致する皮膚分節に帯状痛を認める。

19 □ ×：受傷椎下位 → 受傷椎上位

20 胸腰椎移行部圧迫骨折ではベーラー整復法が用いられる。

20 □ ○

21 胸腰椎移行部圧迫骨折では腸の蠕動運動が活発になり軟便傾向となる。

21 □ ×：蠕動運動は低下し便秘、腹部膨満感を生じる。

22 チャンス骨折では腰椎に水平の骨折線を生じる。

22 □ ○

23 チャンス骨折は第5腰椎に好発する。

23 □ ×：第1〜4腰椎に好発する。

24 チャンス骨折では脊髄損傷を必発する。

24 □ ×：脊髄損傷は少ないが内臓損傷に注意が必要。

25 腰椎椎体破裂骨折では脊髄・馬尾損傷を高頻度に合併する。

25 □ ○

26 腰椎肋骨突起（横突起）骨折には腸骨筋と腰方形筋が関与する。

26 □ ×：腸骨筋 → 大腰筋

27 腰椎肋骨突起（横突起）骨折は第3腰椎に好発する。

27 □ ○

28 環椎の脱臼は歯突起骨折時にみられ、後方脱臼が多い。

28 □ ×：後方脱臼 → 前方脱臼

29 椎間関節片側脱臼の検査には単純X線が有用である。

29 □ ×：単純X線では確認しにくい。

30 頸椎椎間関節の脱臼は第3・4頸椎間で頻発する。

30 □ ×：第5・6頸椎および第6・7頸椎間に頻発。

軟部損傷

1 長時間の不自然な姿勢による頚椎の一過性筋痛をむちうち損傷という。

1 □ ×：むちうち損傷 → 寝違え

2 むちうち損傷では根症状型の発生頻度が最も高い。

2 □ ×：頚椎捻挫型が最多（約8割）

3 むちうち損傷で脊髄神経に損傷をうけたものを根症状型という。

3 □ ×：根症状型 → 脊髄症状型

4 むちうち損傷の根症状型ではスパーリングテスト、ジャクソンテストが陽性となる。

4 □ ○

5 むちうち損傷の根症状型では知覚異常、深部腱反射亢進が出現する。

5 □ ×：亢進 → 減弱

6 むち打ち損傷の根症状型では、頚椎過伸展により症状が軽減する。

6 □ ×：過伸展時に症状は悪化する。

7 むちうち損傷のバレ・リュー型では、交感神経や副交感神経、椎骨動脈が損傷される。

7 □ ○

8 頚部交感神経症候群では、めまい、耳鳴、視力障害などの不定愁訴を主体とする。

8 □ ○

9 頚椎部の神経損傷には、外傷性腕神経叢麻痺、副神経麻痺、長胸神経麻痺、分娩麻痺、頚髄損傷がある。

9 □ ○

10 長胸神経麻痺は特にオートバイの交通事故による発生が多い。

10 □ ×：長胸神経麻痺 → 外傷性腕神経叢麻痺

11 分娩麻痺は分娩の際に下肢の麻痺をきたすものである。

11 □ ×：下肢 → 上肢

12 斜角筋症候群、頚肋症候群、肋鎖症候群、過外転症候群の総称を頚椎症という。

12 □ ×：頚椎症 → 胸郭出口症候群

13 胸郭出口症候群では、上肢に疼痛やシビレ感・冷感などがみられる。

13 □ ○

14 寝違えのリスクファクターとして寒冷や疲労がある。

14 □ ○

15 寝違えでは数カ月疼痛が継続する場合が多い。

15 □ ×：数日から数週間で全閉することが多い。

16 頸部交感神経症候群では自覚的愁訴に乏しく、他覚的所見から診断される

16 ☐ ×：自覚的愁訴が主体で他覚的所見に乏しい。

17 腕神経叢は通常C5〜Th1の前枝により形成される。

17 ☐ ○

18 外傷性腕神経叢麻痺では上位型が最も頻発する。

18 ☐ ×：全型麻痺が最も多い。

19 外傷性腕神経叢麻痺上位型では手関節から先は動くが、肩や肘関節は運動不能となる。

19 ☐ ○

20 外傷性腕神経叢麻痺上位型ではWaiter's positionをとる。

20 ☐ ○

21 腕神経叢麻痺1型は脊髄根が引き抜かれたもので、回復の可能性はない。

21 ☐ ×：1型 → 3型

22 腕神経叢麻痺1・2型ではWaller変性はない。

22 ☐ ×：1・2型ではWaller変性が進行する。

23 腕神経叢麻痺3型では軸索反射テストが陽性となる。

23 ☐ ○：3型ではWaller変性がない。

24 長胸神経麻痺では翼状肩甲骨がみられる。

24 ☐ ○

25 頸肋症候群は第7頸椎横突起が異常発育したもので胸郭出口症候群の要因とされる。

25 ☐ ○

26 胸郭出口症候群の検査法として神経刺激テストアドソンテストがある。

26 ☐ ×：アドソンテストは脈管圧迫テスト

27 胸郭出口症候群の検査法としてエデンテストがある。

27 ☐ ○

28 過外転症候群では小胸筋過緊張により神経や血管が圧迫され、上肢の痺れがみられる。

28 ☐ ○

MEMO

頭部の損傷

☐ **頭蓋冠骨折**の骨折型として（亀裂）骨折が多く、大人では（陥没）骨折となり、小児では（陥凹）骨折になる。

☐ **前頭蓋底骨折**でみられる特徴的な症状として（ブラックアイ）や（髄液鼻漏）がある。

☐ **中頭蓋底骨折**でみられる特徴的な症状として（バトル）徴候や（髄液耳漏）がある。

☐ 頭部の外傷は骨折の有無に関わらず、（24 〜 48）時間に生じる急激な変化の監視が必要である。とくに、（嘔吐）、意識消失 、（大きないびきをかいて眠り込む）などの症状は危険である。※ルシードインターバル

☐ **上顎骨骨折**のルフォールⅢ型は（顔面）と（頭蓋）の骨性連結が断たれた状態で、（髄液漏）がみられる。

☐ **頬骨体部骨折**の多くは、（頬骨前頭）縫合部、（頬骨弓）、（上顎頬骨）縫合部の３ヶ所に骨折がみられる。

☐ ボクシングなどにより正面から鼻への打撃を受けた場合、**鼻骨骨折**（鞍鼻）型になりやすく、やや斜め方向から受けた場合は**鼻骨骨折**（斜鼻）型になる。

☐ **顎関節脱臼**の方向による分類として前方脱臼、（後方）脱臼、（側方）脱臼がある。また、前方脱臼には（両側）性と（片則）性のものがある。発生頻度が最も高いのは（前方）脱臼で、（習慣）性脱臼や（反復）性脱臼になりやすく顎関節症の原因となる。

☐ **顎関節前方脱臼**では患者の口は（開口）のままとなるため（唾液）が流出して、（咀嚼）や談話不能となる。また耳珠前部は（陥凹）し、頬骨弓の（下）部が隆起する。また、頬部は（扁平）となる。

☐ **顎関節症**は「顎関節や（咀嚼）筋の疼痛、関節（雑音）、（開口）障害ないし（運動）異常を主要症状とする慢性疾患群の総括的診断名であり、その病態には（咀嚼）筋障害、（靭帯）障害、関節（円板）障害、そして（変形性関節）症などが含まれている」と定義される。

顎関節症の分類	
Ⅰ型	（咀嚼筋）障害
Ⅱ型	（関節包・靭帯）障害
Ⅲ型	関節円板障害＝（顎関節内）症（顎内症）
Ⅳ型	（変形）性顎関節症
Ⅴ型	（心因）性顎関節症（精神心理的要因）

☐ **顎関節症Ⅰ型**では（咀嚼）筋のみに圧痛を認め、（顎関節）部の圧痛は認めない。

胸部の損傷

- [ ] **胸骨骨折**は主に交通事故のハンドル損傷やシートベルト損傷などの（直達）外力で発生する。発生頻度は比較的（低い）。（介達）外力によるものは、体幹の強い前屈またはまれに過伸展で発生する。

- [ ] **胸骨骨折**の好発部位は（体）部が最も多く、続いて（柄体境界）部が多い。骨折型では（横）骨折が最も多く、ときに陥没骨折もみられる。

- [ ] **胸骨骨折**では限局性圧痛または呼吸時の激痛があり（腹式）呼吸を行う。

- [ ] **胸骨骨折**の横骨折では、転位は（階段）状で、多くは下（尾側）骨片が上（頭側）骨片の（前上方）に転位し、または骨片が陥没することもある。

- [ ] **胸骨柄・体境界部骨折**では前方転位がある場合、下骨片が突出し、上骨片への（騎乗）［＝（定型的転位）］がみられる。

- [ ] **胸骨体部骨折**では多くのシートベルト損傷で直達外力での骨折となり、下骨片が上骨片の（前上方）に騎乗する定型的転位となる。

- [ ] **胸骨体・剣状突起境界部骨折**では剣状突起が体の（後方）に転位する。

- [ ] **胸骨骨折**は一般に予後（良好）で、骨癒合には（4〜5）週間を要する。

- [ ] **胸骨骨折**の合併症には、①心挫傷、まれに心タンポナーデ、心原性ショックなど、②内胸動脈損傷［＝（血胸）］、③胸管損傷、④（肋骨）骨折、（頸椎）骨折、胸椎骨折、⑤縦隔臓器の損傷などがある。

- [ ] **胸肋関節損傷**とは上位7対の肋軟骨と、胸骨との間にある胸肋関節に起こる（捻挫）であり、原因が明確でないものは、（ティーチェ）病との鑑別が必要となる。

- [ ] **肋間筋損傷**では（外肋間）筋、（内肋間）筋、（肋下）筋などの筋線維の一部の断裂や筋膜の断裂などが生じる。（介達）外力によるものが多く、基礎的状態として（疲労）の蓄積があり、無理に身体をひねったりする場合に発生する。

MEMO

8 ▶頭部・胸部 Q&A

頭部の損傷

1 乳様突起と眉間を結ぶ線を最大脳頭蓋線という。

1 ☐ ✕：乳様突起 → 外後頭隆起

2 頭蓋冠骨折は介達外力により発生する。

2 ☐ ✕：介達 → 直達

3 頭蓋底骨折は高所からの転落の際に発生することがある。

3 ☐ ○

4 バトル徴候とは耳介後部、乳様突起部の皮下出血斑のことをいう。

4 ☐ ○

5 中頭蓋窩骨折ではブラックアイがみられる。

5 ☐ ✕：中頭蓋窩骨折 → 前頭蓋窩骨折

6 中頭蓋底の錐体骨骨折では視神経麻痺がみられる。

6 ☐ ✕：視神経 → 顔面神経

7 上顎骨骨折では逆行性感染の危険がある。

7 ☐ ○

8 下顎骨骨折に分類にLeFort型がある。

8 ☐ ✕：下顎骨 → 上顎骨

9 ルフォールⅡ型は上顎骨歯槽骨折をきたしたものである。

9 ☐ ✕：Ⅱ型 → Ⅰ型

10 頬骨弓単独骨折では骨折線が2ヶ所にみられる。

10 ☐ ✕：3ヶ所にみられ、Ｖ字型に陥没する。

11 鼻骨骨折では鞍鼻型の発生頻度が高い。

11 ☐ ✕：斜鼻型の発生頻度が高い。

12 顎関節前方脱臼では開口不能となる。

12 ☐ ✕：開口不能 → 閉口不能

13 顎関節前方脱臼は口輪筋の牽引により固定される。

13 ☐ ✕：外側靭帯、咬筋、外側翼突筋の牽引により固定される。

14 顎関節前方脱臼では関節動揺性が認められる。

14 ☐ ✕：弾発性固定が認められる。

15 顎関節片側脱臼ではオトガイ部は患側に偏位する。

15 ☐ ✕：患側 → 健側

16 顎関節の片則脱臼とは前方脱臼に含まれる。

16 ☐ ○

17 顎関節脱臼は女子よりも男子に多い。

17 ☐ ✕：女子は関節窩が浅いため脱臼しやすい。

18 顎関節症の治療ではマウスピースを使用したり、姿勢の指導を行なったりする。

18 ☐ ✕：スプリント療法など

19 顎関節症Ⅰ型は顎内症である。　　　　　　　　　19 □ ×：Ⅰ型 → Ⅲ型

20 顎関節症Ⅳ型ではクレピタスがみられ、徐々に開
口障害の程度が増強する。　　　　　　　　　　20 □ ○

21 顎関節症とは慢性外傷性病変である。　　　　　　21 □ ○

22 顎内症は関節包障害である。　　　　　　　　　　22 □ ×：関節包 → 関節円板

胸部の損傷

1 胸骨骨折の好発外力は介達外力である。　　　　　1 □ ×：介達外力 → 直達外力

2 胸骨骨折の好発部位は柄体境界部である。　　　　2 □ ×：柄体境界部 → 胸骨体部

3 胸骨骨折では、患者は腹式呼吸を行う。　　　　　3 □ ○

4 直達外力による胸骨体部骨折では陥凹骨折や陥没
骨折がみられる。　　　　　　　　　　　　　　4 □ ○

5 胸骨柄、体の境界部の骨折の定型的転位では上骨
片が突出し、下骨片に騎乗する。　　　　　　　5 □ ×：下骨片が突出し、上骨片に騎乗

6 胸骨の体部、剣状突起の境界部の骨折では、剣状
突起は体部の前方に転位する。　　　　　　　　6 □ ×：体部の前方 → 体部の後方

7 胸肋関節損傷は上位5対の肋軟骨と胸骨との間に
おこる捻挫である。　　　　　　　　　　　　　7 □ ×：上位5対 → 上位7対

8 胸肋関節損傷では深呼吸、咳、くしゃみなどによ
り疼痛が増強する。　　　　　　　　　　　　　8 □ ○

9 胸肋関節損傷で損傷原因が明確でないものは、ティーチェ病との鑑別を要する。　　　　　　　　9 □ ○

10 肋間筋損傷は直達外力によるものが多い。　　　　10 □ ×：直達外力 → 介達外力

11 肋間筋損傷では外肋間筋、内肋間筋、肋下筋が損
傷される。　　　　　　　　　　　　　　　　　11 □ ○

12 肋間筋損傷の皮下出血および腫脹は重度となるこ
とが多い。　　　　　　　　　　　　　　　　　12 □ ×：重度 → 軽度

柔整国試
でる ポ とでる 問

PART 3 　包帯固定学

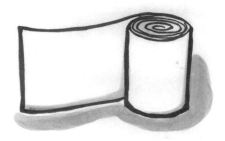

1 ▶包帯法

- [ ] 固定材料の種類は、材料の質から（硬性）材料と（軟性）材料に大別される。

- [ ] 硬性材料には、①金属副子：クラーメル副子・亀甲状の（東大式金網副子）・アルミ副子（アルミスプリント）、②副木：スダレ（簾）副子・呉氏副子、③合成樹脂副子：（吸水硬化性）キャスト材・熱可塑性キャスト材、④厚紙副子、⑤ギプスなどがある。

- [ ] 軟性材料には、①巻軸帯、②三角巾、③絆創膏（テープ）、④ガーゼ、⑤綿花、⑥（サポーター）などがある。

ギプス

- [ ] ギプス（gips）・ギプス包帯は、（焼石膏＝半水石膏）を目の粗いガーゼに塗布しロール状にしたもので、水との（水和反応＝熱を伴う）により（硬化）する。

- [ ] ギプス固定の目的は、一定期間、損傷された部位を固定することにより（炎症）の軽減と治癒を促すために行われ、①骨折や脱臼などの（整復位保持）と（再転位）の防止、②患部の安静保持、③患部の可動域を制限し、損傷組織の良好な治癒環境の確保、④（変形）の防止と矯正などを行う。

- [ ] ギプス固定の種類には、①有褥ギプス、②無褥ギプス、③有窓ギプス、④歩行ギプス、⑤（ギプス副子＝ギプスシャーレ）がある。

巻軸包帯

- [ ] 巻軸包帯は、2〜8裂などに分けられ、幅31〜33.5cm、長さ約（9）mのさらし木綿を縦に（2〜8）等分に裂いて巻軸状にしたものである。

- [ ] 巻軸帯には（表面）と（裏面）があり、①軸（巻軸）、②（頭）＝（帯頭、軸頭、軸心）、③（体）＝（帯身）、④（尾）＝帯尾、尾端、始端）の各部の名称がある。

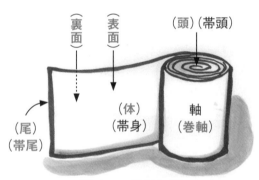

図 3-1：巻軸包帯

弾性（伸縮性）包帯とガーゼ包帯

- [ ] 通常の巻軸包帯は（木綿）包帯であるが、目的により（弾性）包帯やガーゼ包帯を用いることがある。弾性包帯は（腫脹）の軽減、あるいは（関節）の軽い固定に用いられる。ガーゼ包帯は（体幹）の被覆などに用いられる。

三角巾

☐ 1辺（90～100）cmの正方形の布の対角線上を切ると2枚の三角巾ができる。（提肘）に用いられることが多く、両端を前胸部で交差させないで頚部で結ぶ方法と交差させて頚部で結ぶ方法とがあり、結び目は（正中）から外す。

☐ 応急処置として頭部・体幹・四肢の損傷部に（巻軸包帯）のかわりとして用いることもある。

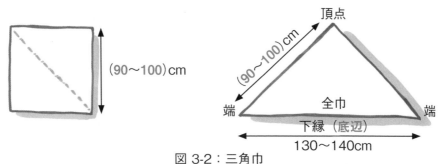

図 3-2：三角巾

絆創膏

☐ 布あるいは紙に粘着性物質を塗布させたもので、（伸縮性）と（非伸縮性）のものがあり、骨折・捻挫などの（固定）や（牽引）＝（絆創膏牽引）などに用いる。

☐ 紙絆創膏は（包帯）や固定材料の支持・固定などに用いる。

テープ

☐ 一般にテープは、医療・スポーツで用いられるものは綿テープに粘着性を持たせたものを指し、柔軟性があり、ロール状で使用が簡単などの特徴がある。
一般に（固定）といえば、ギプスや金属副子などのように（可動性）を完全に抑制するものと考えがちであるが、テーピングは動かすと（痛い）方向を固定し、動かしても痛みを感じない方向は（制限）しない技法である。

☐ 予防テープでは、スポーツやレクリエーションなどで（過去）に損傷した部位にあらかじめテープを施してから参加したり、激しいスポーツなどで損傷しやすい部位にテーピングをして事故の発生を防止する。

☐ 保護テープでは、固定除去後など、局所をテーピングにより（保護）して安心感を与えることや運動療法への移行がスムーズにできる。

☐ 応急処置の（止血）や専門医への移送時の固定材料として利用される。

☐ （肋骨）骨折では胸郭の固定と運動制限を目的に使用したり、手指の骨折や長骨骨折では持続牽引療法に使用する。（肩鎖関節上方）脱臼では、鎖骨と上肢の固定に使用する。

☐ （靱帯）損傷や（筋）損傷に活用される機会がもっとも多く、（足関節）部や（膝関節）部においては多くの技法が考案されている。

さらし（晒）による固定

☐ さらしによる固定は、そのままの幅あるいは二つに折って２裂幅とし、それを（ロール状）にして使用する。体幹の固定＝（肋骨）骨折や（腰部）の固定などに用いられる。

腹　帯

☐ 腹帯は、（開腹術後）などで臥床している患者では巻軸帯よりも便利である。

単頭帯

☐ 単頭帯は、頭部、顔面、顎関節を被覆固定する基本的な包帯法で左右が（非対称）になる。

多頭帯（並列帯）

☐ 多頭帯＝（並列帯）とは、（さらし）を使用し胸部、腹部、腰部、骨盤部などに使用する。（疼痛）のため、動かすことができない部位や体幹を（動揺）させたくない場合に適用する。

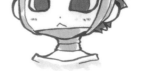
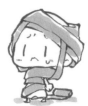

図 3-3：単頭帯

☐ 投石帯は、（顎関節）の固定に用いられる古典的な包帯法である。

包帯の巻き方の基礎

☐ 包帯の巻き方で、（順巻き）は、右手で包帯を操作し、（左）から（右）へと巻いていく方法で、（逆巻き）は左手で包帯を操作し、（右）から（左）へと巻いていく方法である。

☐ 包帯の巻き方で通常多用するのは、（表巻き）で巻軸帯の表（内）面を表にして巻いていき、（裏巻き）は巻軸帯の裏（外）面を表にして巻いていく方法である。通常、（順）巻きの（表）巻きが原則である。

☐ 巻き進めの方向は、（環行帯）で巻き始め部をしっかり巻いた後、螺旋帯などで巻き進めていくが、四肢では原則として（遠位部）から（近位部）に向かって巻き進めていく。

☐ 包帯は適度な強さ巻く、ゆる過ぎる包帯は（脱落）することがあり、きつ過ぎる包帯は（循環障害）を起こすことがある。包帯の目的や巻く部位の構造、（腫脹）の状況などを考慮する必要がある。

☐ 包帯は（転がす）ように（巻軸が体表面に接するように）、局所表面に均等な圧が加わるように巻く必要がある。

☐ 包帯の一方の端に強い圧がかかり、他方の端が浮くような包帯にならないようにする。とくに（紡錘形）に近い部位を巻くときには接触面が（不均等）になりやすいので適宜、（麦穂帯）あるいは（折転帯）などを用い巻き進める。

☐ 美しくきれいに巻けた包帯は患者に（心理的）によい影響を与え、術者に対する（信頼）を増すことができる。

- [ ] 包帯は均等な（重なり）で、浮き上がらず、ほぼ均等な（厚さ）になるように巻き、巻く速さは一定の速さが要求される。

基本包帯法

- [ ] 環行帯は、第1行の上に第2行をそのまま重ねて巻き、包帯は環行帯で巻き（始め）、環行帯で巻き（終わる）。

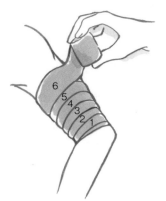
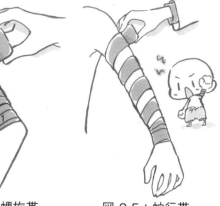

図 3-4：螺旋帯　　　　図 3-5：蛇行帯

- [ ] 螺旋帯は、第1行に第2行を1/2から2/3重ねて走行するもので、遠位から近位に向けて進むものを（上行（求心性））螺旋帯、近位から遠位に向けて進むものを（下行（遠心性））螺旋帯とよぶこともある。螺旋帯は多くの場合、遠位から近位に向かって巻いていく。

- [ ] 蛇行帯は、第1行と第2行の間に間隔をあけて螺旋状に巻いていくもので、下巻きや副子の（一次固定）などに用いる。

- [ ] 折転帯は、包帯の（走行）を変更する場合や太さが一定でない部位を巻くとき、包帯の（浮き上がり）を防ぐために折り返して巻く方法である。

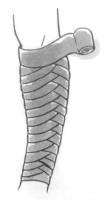

- [ ] 実際の被覆固定では連続して折転することは（少なく）、折転部は接触面が小さくなり、圧迫力がかかりやすくなることがあるので折転時に包帯を引っ張りすぎるとひも状になり、患部を（締め付ける）原因ともなるので注意する。

図 3-6：折転帯

- [ ] 亀甲帯（＝扇状帯）は、肘関節や膝関節などの屈伸運動を行う関節に、ある程度の可動性を残したい場合に用いる。関節の中央から始まり、次第に外に開いていく（離開（遠心性））亀甲帯と、外から中央に向かって走行する（集合（求心性））亀甲帯がある。

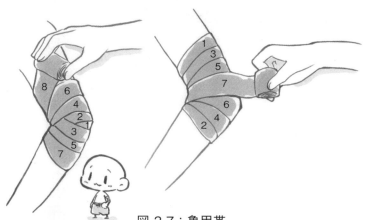

図 3-7：亀甲帯

□ 麦穂帯（＝人字帯、スパイカ巻）は、数字の8の字に走行する包帯法で、体幹に連結する肩関節や股関節、（足）関節や（手）関節などに用いる。折転帯と同様に包帯を巻く部位の上下に太さの差がある場合などに用いる。上腕または大腿から始まり、遠位から近位に向けて進む（上行）麦穂帯と、近位から遠位に向けて進む（下行）麦穂帯とがある。

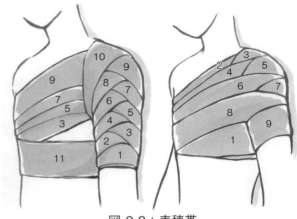

図 3-8：麦穂帯

□ 麦穂帯と亀甲帯との相違は、ともに8の字を描くように巻いていくが、麦穂帯では（交点）が近位（上行麦穂）または遠位（下行麦穂帯）に順次少しずつずれていくのに対し、亀甲帯（集合、離開とも）では交点が（ずれ）ない。

冠名包帯

□ デゾー包帯、ヴェルポー包帯（Velpeau's bandage）、ジュール包帯（Joule's bandage）は、原著も明確でなく、走行については異なる文献がみられる。
ヴェルポー包帯は、（肩）関節を（強制内転）位で固定する包帯法である。ジュール包帯は、ヴェルポー包帯の（改良）型といわれている。

□ ヴェルポー包帯は、（上腕骨近位骨端線離開）の転位がないか軽微な場合で使用する場合がある。

デゾー包帯（Desault's bandage）

□ デゾー包帯は（鎖骨）骨折に対する包帯法であり、第1～第4帯には目的があり、第1帯が（枕子）の固定、第2帯が（患肢）の固定、第3帯が（患部）の固定と患肢の保持、第4帯が患肢の（吊り下げ）である。

□ （肩鎖関節上方）脱臼の（第3度）損傷の固定法で絆創膏固定とロバート・ジョーンズ固定とデゾー包帯を応用して固定する場合がある。

1 ▶ 包帯法 Q&A

Question	Answer
1 合成樹脂副子は軟性材料に大別される。	**1** ☐ ×：軟性材料 → 硬性材料
2 サポーターは硬性材料である。	**2** ☐ ×：硬性材料 → 軟性材料
3 亀甲状の金属副子をクラーメル金属副子という。	**3** ☐ ×：クラーメル金属副子 → 東大式金網副子
4 スダレ（簾）副子は和紙で接着した副子をいい、呉氏副子は布で接着した副子をいう。	**4** ☐ ○
5 ギプス包帯（焼石膏＝半水石膏）は、水との水和反応により軟化する。	**5** ☐ ×：軟化 → 硬化
6 ギプス固定の目的は、一定期間、損傷された部位を固定することにより炎症の軽減と治癒を促すために行われる。	**6** ☐ ○
7 ギプス固定の目的に骨折や脱臼などの整復位保持と再転位の防止がある。	**7** ☐ ○
8 巻軸包帯の長さは約6mである。	**8** ☐ ×：6m → 9m
9 巻軸包帯は2〜8裂があるが裂く前の幅は31〜33.5㎝である。	**9** ☐ ○
10 弾性包帯は関節の軽い固定に用いられる。	**10** ☐ ○
11 ガーゼ包帯は体幹の被覆などに用いられる。	**11** ☐ ○
12 三角巾は提肘以外に使用しない。	**12** ☐ ×：応急処置として損傷部に巻軸包帯のかわりとして用いることもある。
13 絆創膏は、骨折・捻挫などの固定や牽引（絆創膏牽引）などに用いる。	**13** ☐ ○
14 軟らかいテープを用いて損傷した部分を固定、保護できる技法をflexible cast（柔軟なギプス固定）という。	**14** ☐ ○
15 激しいスポーツでは損傷しやすい部位にテーピングをしてはいけない。	**15** ☐ ×：テーピングをして事故の発生を防止する。
16 保護テープを用いて、応急処置での止血としての利用することがある。	**16** ☐ ○

17 さらしによる固定は、大腿部に主に用いる。

17 □ ×：体幹の固定
（肋骨骨折や腰部の固定）
などに用いる。

18 腹帯は、妊娠中の腹部に巻くさらしの布で、それ以外に使用することはない。

18 □ ×：開腹術後などで臥床している患者では巻軸帯よりも便利である。

19 単頭帯は、膝関節を被覆固定する基本的な包帯法である。

19 □ ×：膝関節 →
頭部、顔面、顎関節を被覆固定する。

20 巻軸帯には表面と裏面があるが、術者の好みで表裏を決め巻くのが良いとされる。

20 □ ×：通常、順巻きの表巻きが原則である。

21 包帯は施術者の利き腕や患部の状態などによるが、通常は逆巻きの裏巻きが原則である。

21 □ ×：順巻きの表巻き

22 包帯の巻き進めの方向は環行帯で巻き始め螺旋帯などで巻き進めていくが、四肢では近位部から遠位部に向かって巻き進めていく。

22 □ ×：原則として遠位部から近位部に向かって巻き進めていく。

23 蛇行帯は、吸水硬化性キャスト材を巻く時に用いる。

23 □ ×：吸水硬化性キャスト材
→ 下巻きや副子の一次固定などに用いる。

24 亀甲帯は、別名で扇状帯ともいう。

24 □ ○

25 亀甲帯には、上行亀甲帯と下行亀甲帯がある。

25 □ ×：離開（遠心性）亀甲帯と、集合（求心性）亀甲帯とがある。

26 麦穂帯は、別名で十字帯という。

26 □ ×：十字帯 → 人字帯、スパイカ巻

27 麦穂帯は、数字の8の字に走行する包帯法である。

27 □ ○

28 麦穂帯は、遠位から近位に向けて進む巻き方を下行麦穂帯という。

28 □ ×：下行 → 上行

29 麦穂帯と亀甲帯との相違は、ともに8の字を描くように巻いていくが、麦穂帯では交点が近位（上行麦穂）または遠位（下行麦穂帯）に順次少しずつずれていく。

29 □ ○

30 包帯は適度な強さで巻ければ、走行が不揃いでも患者には影響しない。

30 □ ×：美しく巻けた包帯は患者に心理的によい影響を与る。

31 包帯は均等な重なりで浮き上がらず均等な厚さになっていれば、巻く速さは遅くても良い。

31 □ ×：巻く速さは一定の速さが要求される。

32 デゾー包帯は肩関節前方脱臼に対する包帯法である。

32 □ ×：デゾー包帯は鎖骨骨折に対する包帯法である。

柔整国試
でる ポ と でる 問

PART 4　関係法規

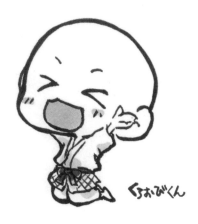

くろおびくん

1 ▶法の体系

□ 法の形式を大きく分けた場合、（成文法）と（不文法）に分類される。

□ （成文法）は、議会の議決など一定の手続きと形式によって（文章）で表されたもの。

□ （不文法）は、文章で表されていないが、成文法を補充する法的性質が求められている。

不文法

□ 不文法の種類には、（慣習法）、（判例）、（条理）がある。

□ （慣習法）は、一定の期間にわたって、社会で法たる確信が得られ認められたもの。

□ （判例）とは、（裁判）の判決例に基づき、のちの裁判を拘束するもの。

□ （条理）とは、成文法や慣習法、判例もない場合、（物事の道理）による判断が民事裁判に限り成立するもの。

成文法

□ 成文法は優劣順に（憲法）、（条約）、（法律）、（命令）、（地方自治体の条例・規則）がある。

□ 憲法は（国）の基本法であり、最高法規である。

□ 条約は（国際）間の成文法である。

□ 法律は（内閣）や（国会議員）の発議があり、（国会の議決）と一定の手続きにより制定される。

□ 命令は（行政機関）が制定する法である。

□ 命令には（政令）、（府令）、（省令）、（規則）がある。

□ 政令は（内閣）、府令は（内閣総理大臣（内閣府））、省令は（各省大臣）が制定する。

□ 条例は（地方議会）が議決により制定する。

□ 規則は、地方公共団体の（首長）が制定する。

公法と私法

□ （公法）は、国と自治体間や国家機関と個人などの関係を定めたもの。

□ 公法には、憲法や刑法、行政法、（柔道整復師）法などがある。

□ （私法）は、私人間の関係を制定したもので、（民）法や（商）法などがある。

1 ▶ 法の体系 Q&A

Question	Answer
1 法の形式は成文法と不文法に分けられる。	**1** ☐ ○
2 成文法は文章で表されていないものをいう。	**2** ☐ ×：不文法
3 不文法には慣習法、判例、条例がある。	**3** ☐ ×：慣習法、判例、条理
4 慣習法は裁判の判決例によって、のちの裁判を拘束するものである。	**4** ☐ ×：判例
5 条理は成文法や慣習法、判例法が欠けているとき物事の道理による判断が民事裁判に限り成立する。	**5** ☐ ○
6 成文法は優劣順に、憲法＞法律＞条約＞命令＞地方自治体の条例・規則である。	**6** ☐ ×：憲法＞条約＞法律＞命令＞地方自治体の条例・規則
7 憲法は国の最高法規である。	**7** ☐ ○
8 条約は国と国際機関との文章による合意である。	**8** ☐ ○
9 法律は行政機関が定めたものである。	**9** ☐ ×：国会の議決による。
10 法律の発議は内閣や国会議員からされる。	**10** ☐ ○
11 命令は、政令、府令、規則の3つから成る。	**11** ☐ ×：政令、府令、省令、規則
12 政令は内閣総理大臣が制定する。	**12** ☐ ×：内閣
13 政令は法律の実施に必要な規則や法律が委任する事項を制定している。	**13** ☐ ○
14 省令は各省大臣が制定する。	**14** ☐ ○
15 条例は地方公共団体の首長が定める。	**15** ☐ ×：地方議会の議決
16 公法には、憲法や刑法、行政法などが含まれる。	**16** ☐ ○
17 柔道整復師法は私法である。	**17** ☐ ×：公法
18 民法は公法である。	**18** ☐ ×：私法
19 法律上の人には自然人と法人がある。	**19** ☐ ○

▶柔道整復師法の目的・免許①

柔道整復師法の目的 (法第1条)

☐ 柔道整復師の資格を定め、その (業務が適正に運用) されるように規律すること。

☐ 免許制度を設ける理由として、柔道整復術は人体に危害を及ぼすおそれのある行為も含まれるため、(衛生水準) の向上を図ることが含まれる。

柔道整復師免許

☐ 柔道整復師とは、(厚生労働大臣) の免許を受けて、柔道整復を業とするもの。

☐ 業とするとは、(反復継続) の意思をもって施術を行うことをいう。

☐ 柔道整復師が行う柔道整復の業とは、(骨折、脱臼、打撲、捻挫) 等に対しその回復を図る施術を業として行うものである。

☐ (柔道整復師名簿) に登録することで免許を認められる。

☐ (医師) は柔道整復師の免許がなくても、適法に柔道整復を業として行うことができる。

☐ 免許を受けるためには、積極的資格要件と消極的資格要件 (相対的欠格事由) を共に具備していること。

積極的資格要件	消極的資格要件 (相対的欠格事由)
厚生労働大臣の行う柔道整復師国家試験に合格すること	① (心身の障害) により業務を適正に行うことができない ② (麻薬・大麻又はあへん) の中毒者 ③ (罰金) 以上の刑に処せられたもの ④ 柔道整復業務に関し (犯罪または不正) の行為があったもの

☐ (相対的欠格事由) にあてはまる場合、免許を与えないことがあり、また、免許取得者に対して免許を取り消したり業務の停止を命じたりする。

免許の申請

☐ (試験に合格) しただけでは、柔道整復の業をすることはできない。

免許申請に必要な書類
① 柔道整復国家試験の (合格証書) の写しまたは合格証明書 ② (戸籍謄本) または戸籍抄本または住民票の写し ③ 医師の (診断書) (精神機能障害、麻薬や大麻、あへんの中毒者であるかないかに関する)

▶柔道整復師法の目的・免許① Q&A

Question	Answer

1 柔道整復師法の目的は医療の普及である。

1 □ ×：業務の適正な運用

2 免許制度を設ける理由に、衛生水準の向上を図ることがあげられる。

2 □ ○

3 柔道整復師に免許を与えるのは文部科学大臣である。

3 □ ×：厚生労働大臣

4 柔道整復師免許は国外でも有効である。

4 □ ×：国内に限る

5 柔道整復師免許は相続できる。

5 □ ×：できない

6 試験に合格すると免許証が送付される。

6 □ ×：免許の申請が必要

7 柔道整復師名簿に登録することで免許を与えられる。

7 □ ○

8 柔道整復師の業とは反復継続の意思をもって行うものである。

8 □ ○

9 医師であっても柔道整復を業として認められない。

9 □ ×：業として認められる。

10 柔道整復師国家試験に合格することは消極的資格要件である。

10 □ ×：積極的資格要件

11 感染症にかかっている者は相対的欠格事由である。

11 □ ×

12 罰金以上の刑に処せられたものは相対的欠格事由である。

12 □ ○

13 相対的欠格事由に麻薬や大麻、あへんの中毒者が含まれる。

13 □ ○

14 柔道整復師の免許申請には戸籍謄本が必要である。

14 □ ○

15 柔道整復師の免許申請には養成施設の卒業証明書が必要である。

15 □ ×：①合格証書又は合格証明書 ②戸籍謄本又は戸籍抄本又は住民票の写し ③医師の診断書が必要。

16 試験に合格しただけでは、柔道整復の業をすることはできない。

16 □ ○

免許

☐ 免許を取り消されたときは、（5日）以内に免許証を厚生労働大臣に返納すること。

☐ 免許証の記載事項に変更を生じたときは、免許証の（書換え交付）を申請することができる。

☐ 以下の場合には免許証（免許証明書）の再交付を申請することができる。
　①免許証又は免許証明書を（破ったり汚したとき）
　②免許証又は免許証明書を（失ったとき）

柔道整復師名簿

☐ 厚生労働大臣が柔道整復師の（身分を把握）し、身分上の監督を行うための基礎である。

☐ 名簿に（登録）することにより、免許を与えることとする。

柔道整復師名簿の登録事項
①登録番号、（登録年月日） ②（本籍地都道府県名）、氏名、（生年月日）、性別 ③試験合格の（年月） ④免許の取消し又は業務の停止の処分に関する事項 ⑤（再免許）の場合には、その旨 ⑥柔道整復師免許を書換え交付（再交付）した場合、その旨ならびにその理由及び年月日 ⑦登録を（消除）した場合には、その旨ならびにその理由及び年月日

名簿の訂正

☐ 本籍地都道府県名、氏名、生年月日、性別に変更を生じたときは、（30日）以内に、名簿の訂正を申請しなければならない。

名簿の消除

☐ 柔道整復師が死亡し、または失踪の宣言を受けたときは、（30日）以内に、名簿の登録の消除を申請しなければならない。

☐ 柔道整復師自らの（意思）で、いつでも登録の消除をすることができる。

☐ 名簿の登録の消除を申請するときは、免許証を（厚生労働大臣（指定登録機関））に返納しなければならない。

Question	Answer
1 柔道整復師名簿を登録するのは都道府県知事である。	**1** ☐ ×：厚生労働省（指定登録機関）
2 免許を取り消された時は免許証を10日以内に返納する。	**2** ☐ ×：5日
3 素行が悪い者は免許の取消し理由となる。	**3** ☐ ×：相対的欠格事由に該当した場合
4 業務上不正行為があった者は免許が取り消されることがある。	**4** ☐ ○
5 柔道整復師名簿の登録事項に試験合格の年月日が含まれる。	**5** ☐ ×：試験合格の年月
6 柔道整復師名簿の登録事項に本籍地都道府県名が含まれる。	**6** ☐ ○
7 氏名に変更が生じた場合10日以内に名簿の訂正を申請しなければならない。	**7** ☐ ×：30日
8 柔道整復師が死亡した際は自動的に名簿の登録が消除される。	**8** ☐ ×：名簿登録消除の申請が必要
9 柔道整復師が失踪の宣言を受けたときは30日以内に名簿の登録の消除を申請しなければならない。	**9** ☐ ○
10 名簿の登録消除の申請をするときは免許証を指定登録機関に返納しなければならない。	**10** ☐ ○
11 名簿登録消除の申請者は親族に限られる。	**11** ☐ ×：①同居の親族②その他同居者③家主、地主、家屋、土地の管理人
12 免許証を失ったとき厚生労働大臣は再免許を与えることができる。	**12** ☐ ×：再交付申請ができる。
13 免許証の記載事項に変更を生じたときは再交付申請することができる。	**13** ☐ ×：書換え交付
14 免許証を破ったときは再交付申請することができる。	**14** ☐ ○
15 免許証を汚したときは再交付申請することができる。	**15** ☐ ○

4 ▶柔道整復業務

業務の禁止

☐ （医師）である場合を除き、柔道整復師でなければ（業）として柔道整復を行ってはならない。

☐ 柔道整復の業務は医師と柔道整復師のみに許された（業務独占）であり、違反した者は（50万円）以下の罰金に処せられる。

業務範囲

☐ 柔道整復師の業務は、（骨折、脱臼、打撲、捻挫）等に対しその回復を図る施術を業として行うものである。

☐ 医師の（同意）を得ずに、（骨折、脱臼）の患部に施術をしてはならない。ただし、（応急手当）をすることができる。

☐ 医師の同意を得ずに、骨折又は脱臼の患部に施術をすれば（30万円）以下の罰金に処せられる。

☐ 医師の同意は（整形外科以外）の医師でもよい。ただし、（歯科医師）は含まない。

☐ 同意を得る方法は、（書面）であっても（口頭）であってもよいが、医師が直接患者を診察することが必要である。

☐ （応急手当）とは、骨折、脱臼の場合に医師の診察を受けるまで放置すれば、生命又は身体に危害をきたす恐れがある時に、業務範囲内において患部を一応整復する行為をいう。

禁止行為

禁止行為	規定している法律	罰則
（外科手術） （薬品の投与）もしくは指示	（医師）法	3年以下の懲役もしくは100万円以下の罰金、またはこれを併科
販売または授与の目的での（調剤）	（薬剤師）法	3年以下の懲役もしくは100万円以下の罰金、またはこれを併科
診療放射線の人体照射	（診療放射線技師）法	1年以下の懲役もしくは50万円以下の罰金、またはこれを併科

守秘義務

☐ 柔道整復師は、正当な理由がなくその（業務上）知り得た（人の秘密）を漏らしてはならない。

☐ 柔道整復師が守秘義務違反をした場合、（50万円）以下の罰金に処せられる。

4 ▶柔道整復業務 Q&A

Question	Answer
1 柔道整復師は業務独占である。	**1** ☐ ○
2 業務独占に違反した者は30万円以下の罰金に処せられる。	**2** ☐ ×：50万円
3 歯科医師は柔道整復を業として行うことができる。	**3** ☐ ×：歯科医師はできない。
4 柔道整復師は捻挫の患部への施術ができる。	**4** ☐ ○
5 柔道整復師は医師の同意なしに脱臼の施術ができる。	**5** ☐ ×：同意が必要
6 医師の同意は眼科医でもよい。	**6** ☐ ○
7 同意を得る医師は直接の診察を受けず電話でも可能である。	**7** ☐ ×：直接の診察が必要
8 柔道整復師は医師の同意のもと薬品の投与をすることができる。	**8** ☐ ×：できない。
9 医師の同意は患者が直接医師から得ても良い。	**9** ☐ ○
10 柔道整復師は医師の指示で単純X線撮影ができる。	**10** ☐ ×：できない。
11 柔道整復師は超音波診断装置で診断ができる。	**11** ☐ ×：診断行為は医師のみ
12 柔道整復師は施術証明書を発行することができる。	**12** ☐ ○
13 柔道整復師の守秘義務は職を辞しても課せられる。	**13** ☐ ○
14 医師の守秘義務は医師法によって規定される。	**14** ☐ ×：刑法
15 柔道整復師が守秘義務違反をした場合、30万円以下の罰金に処せられる。	**15** ☐ ×：50万円以下
16 販売の目的での調剤については薬剤師法に規定される。	**16** ☐ ○
17 都道府県知事は衛生上害を生ずる恐れがあると認めるときは業務に関して必要な指示をすることができる。	**17** ☐ ○

5 ▶施術所

施術所の届出

- ☐ 施術所を開設した者は、施術所の所在地の都道府県知事に開設後（10日）以内に届けなければならない。

- ☐ 届出事項に変更が生じたときも同様に届け出なければならない。

届出事項	
①（開設者の氏名及び住所） ②（開設の年月日） ③（名称）	④（開設の場所） ⑤ 業務に従事する（柔道整復師の氏名） ⑥（構造設備の概要及び平面図）

施術所の休止・廃止・再開

- ☐ 施術所を開設した者は、施術所の所在地の都道府県知事に休止・廃止・再開した日から（10日）以内に届け出なければならない。

罰則

- ☐ 施術所の開設・休止・廃止・再開の届出や変更の届出をしなかったり、虚偽の届出をした者は（30万円）以下の罰金に処せられる。

- ☐ 開設の届出や届出事項変更の届出をしなかったり、虚偽の届出をしたときは、行為者と法人または人に対しても同じ刑を科せられる。（両罰規定）

施術所の構造設備

- ☐ （6.6）㎡以上の（専用）の施術室と（3.3）㎡以上の待合室を有すること。

- ☐ 施術室は室面積の（7）分の1以上に相当する部分を外気に開放しうること。
ただし、これに代わる適当な（換気装置）があるときはこの限りではない。

- ☐ 施術に用いる器具や手指等の（消毒）設備を有すること。

衛生上必要な処置

- ☐ 常に（清潔）に保つこと。

- ☐ 採光や（照明）、（換気）を充分にすること。

施術所の使用制限

- ☐ （都道府県知事）は施術所の構造設備、衛生上必要な措置に問題がある場合、
①期間を定めて施術所の全部または一部の使用制限または禁止することができる。
②構造設備の改善と衛生上の措置を講ずる旨を命ずることができる。

5 ▶施術所 Q&A

Question	Answer
1 施術所の開設者は柔道整復師でなければならない。	**1** ☐ ✕：柔道整復師以外でも可能
2 施術所の開設届は都道府県知事に届け出なければならない。	**2** ☐ ○
3 施術所の開設届は5日以内に届け出なければならない。	**3** ☐ ✕：10日以内
4 施術所の開設届出事項に開設者の住所が含まれる。	**4** ☐ ○
5 施術所の開設届出事項に開設者の性別が含まれる。	**5** ☐ ✕：含まれない。
6 施術所の開設届出事項に開設の年月日が含まれる。	**6** ☐ ○
7 業務に従事する柔道整復師の氏名が施術所の開設届出事項に必要である。	**7** ☐ ○
8 施術所の開設届出で虚偽の届出をすると30万円以下の罰金に処せられる。	**8** ☐ ○
9 施術所の休止は地方厚生局長に届け出る。	**9** ☐ ✕：都道府県知事
10 施術所は6.6㎡以上の専用の待合室を必要とする。	**10** ☐ ✕：専用の施術室
11 施術所は手指等の消毒設備を必要とする。	**11** ☐ ○
12 施術所は換気設備の設置が義務づけられている。	**12** ☐ ✕：義務ではない。
13 施術所の構造設備基準に温度を一定に保つことが含まれる。	**13** ☐ ✕：含まれない。
14 施術所に対する行政の監督は都道府県知事が行うことができる。	**14** ☐ ○
15 施術所に対する監督で立ち入り検査をする職員は、身分証を携帯しなければならない。	**15** ☐ ○
16 施術所の監督で虚偽の報告をした場合、両罰規定である。	**16** ☐ ○

6 ▶広告

広告の制限

届出事項

① 柔道整復師である旨、（氏名）、（住所）
② 施術所の（名称）、（電話番号）、（所在場所）
③ （施術日）または（施術時間）
④ その他厚生労働大臣が指定する事項
- （ほねつぎ）又は（接骨）
- （医療保険療養費）支給申請ができる旨
  （骨折、脱臼の患部の施術に係る申請については医師の同意が必要な旨を明示する場合に限る。）
- （予約）に基づく施術の実施
- （休日）または（夜間）における施術の実施
- （出張）による施術の実施
- （駐車）設備に関する事項

☐ 柔道整復師の（技能）や（施術方法）、（経歴）に関する事項は広告できない。

☐ 「○○にて15年間研修」、「腰痛によく効く」、「○○研究会理事」、「○○学会会員」、「○○学校卒業」などは広告することが（できない）。

☐ 「健康保険取扱い」、「各種保険取扱い」などは広告することが（できない）。

☐ 広告の制限に違反した者は（30万円）以下の罰金に処せられる。

名称の制限

☐ 医師でない者は、医師又は紛らわしい名称を用いることを禁止する。⇒（医師）法違反

☐ 「接骨医」、「整骨医」、「東洋医学医」など（「医」）という字は禁止されている。

☐ 施術所には、病院、診療所、助産所と紛らわしい名称を用いることを禁止する。
⇒（医療）法違反

☐ （「科」）という字は禁止されている。

☐ 「○○治療院」、「柔道整復科療院」、「○○整骨院」などは使用することが（できない）。

☐ 単に（業務）の種類を明記しただけのものならばよい。

☐ 「○○接骨院」、「○○柔道整復院」、「○○ほねつぎ」などは使用することが（できる）。

6 ▶広告 Q&A

Question	Answer
1 柔道整復師は出張施術の広告を認められる。	**1** ☐ ○
2 柔道整復師は海外で修業したことを広告することができる。	**2** ☐ ×：できない。
3 柔道整復師の施術方法について広告することができる。	**3** ☐ ×：できない。
4 柔道整復師は「打撲によく効く治療院」という広告を認められる。	**4** ☐ ×：できない。
5 休日における施術の実施について広告することができる。	**5** ☐ ○
6 駐車場に関する事項を広告することができる。	**6** ☐ ○
7 「腰痛治療専門」という広告をすることができる。	**7** ☐ ×：できない。
8 広告制限に違反した場合50万円以下の罰金に処せられる。	**8** ☐ ×：30万円
9 「健康保険取扱い」という広告をすることができる。	**9** ☐ ×：できない。
10 整骨医という名称が使用できる。	**10** ☐ ×：できない。
11 東洋医学医という名称は医師法違反に該当する。	**11** ☐ ○
12 柔道整復科という名称は医師法違反に該当する。	**12** ☐ ×：医療法
13 施術所で「○○治療院」という名称は医療法違反に該当する。	**13** ☐ ○
14 「○○ほねつぎ」は使用することができる。	**14** ☐ ○
15 「柔道整復院」という名称は医療法違反に該当するため使用できない。	**15** ☐ ×：使用できる。

7 ▶罰則

罪刑法定主義

- ☐ （罪刑法定主義）とは、犯罪とする行為を定め、刑罰を科す旨を定めた成文の法律がなければ、処罰することができないとする原則である。

- ☐ （刑罰不遡及主義）とは、刑罰は成文で定められたとき以前になされた行為に対しては、その刑罰が科せられないとする原則である。

- ☐ 刑罰には死刑のほか、身体を拘束する自由刑（懲役、禁固、拘留）と金銭を剥奪する財産刑（罰金、科料）がある。

- ☐ 主刑の軽重は（死刑）、（懲役）、（禁固）、（罰金）、（拘留）、（科料）の順序である。

- ☐ （執行猶予）とは一定の要件を備えている者が、情状により一定期間猶予する制度である。

柔道整復師法で定められる罰則

1年以下の懲役または50万円以下の罰金

① 指定登録機関、指定試験機関の役員や職員が知り得た（秘密を漏らした）場合
⇒ （親告罪）ではないため、違反すれば告訴なくして罰せられる。
② 指定登録機関、指定試験機関の役員や職員の（業務停止命令）違反
③ 不正の採点をした柔道整復師（試験委員）

50万円以下の罰金

① 医師以外の者が（無資格）で柔道整復を業とした場合
② 正当な理由なく業務上知り得た人の（秘密を漏らした）柔道整復師
③ （虚偽）または（不正）の事実に基づいて免許を受けた者

30万円以下の罰金

① 厚生労働大臣が命じた（業務の停止）命令に違反した者
② 柔道整復師が（医師）の同意を得ずに脱臼、骨折の患部に施術をした者
③ 都道府県知事による業務に関して必要な指示に違反した者
④ 施術所の使用制限、禁止処分、構造設備改善命令、（衛生上）措置命令に違反した者
⑤ （広告）の制限に違反した者
⑥ （施術所）の開設、休止、廃止、再開の届出をしなかったり、虚偽の届出をした者
⑦ （施術所）に関して必要な報告をしない、虚偽の報告、立入検査を拒否、妨げる者
⑧ 指定登録機関、指定試験機関の役員や職員の違反

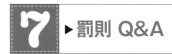 ▶罰則 Q&A

Question	Answer

1 柔道整復師研修試験財団は指定登録機関である。

1 ☐ ○

2 柔道整復師研修試験財団に不服審査請求を行うことができる。

2 ☐ ×：異議申し立ては厚生労働大臣に対してできる。

3 指定試験機関は不正行為者の試験を停止できる。

3 ☐ ○

4 懲役、拘留、罰金は自由刑である。

4 ☐ ×：罰金は財産刑

5 主刑の重さは、死刑＞禁固＞懲役＞罰金＞拘留及び科料の順序である。

5 ☐ ×：死刑＞懲役＞禁固＞罰金＞拘留及び科料

6 一定の要件を備えている者が情状により一定期間猶予する制度を執行猶予という。

6 ☐ ○

7 指定登録機関が守秘義務違反をした場合、100万円以下の罰金に処せられる。

7 ☐ ×：1年以下の懲役または50万円以下の罰金

8 指定登録機関の守秘義務違反は親告罪ではない。

8 ☐ ○

9 医師以外の者が無資格で柔道整復を業とした場合は50万円以下の罰金に処せられる。

9 ☐ ○

10 柔道整復師が守秘義務違反をした場合、30万円以下の罰金に処せられる。

10 ☐ ×：50万円

11 不正の事実に基づいて免許を受けた場合、50万円以下の罰金に処せられる。

11 ☐ ○

12 柔道整復師が医師の同意を得ずに骨折の患部に施術をした場合、50万円以下の罰金に処せられる。

12 ☐ ×：30万円

13 広告の制限に違反した場合、1年以下の懲役に処せられる。

13 ☐ ×：30万円以下の罰金

14 施術所の開設届をしなかった場合、30万円以下の罰金に処せられる。

14 ☐ ○

8 ▶ 医療従事者の法規

☐ （名称独占）とは、資格を有していない者が、その資格に対して紛らわしい呼称を使ってはいけないことをいう。

☐ （業務独占）とは、資格を有する者のみが業務を行うことができることをいう。

①名称独占も業務独占もしている資格・免許
（医師）（歯科医師）（薬剤師）（診療放射線技師）（歯科衛生士）（助産師）（看護師）（准看護師）
②名称独占のみしている資格・免許
（保健師）（理学療法士）（作業療法士）（衛生検査技師）
③業務独占のみしている資格・免許
（柔道整復師）（歯科技工士）（はり師）（きゅう師）（あん摩マッサージ指圧師）

医師法

☐ 医師は、医療及び保健指導を掌ることによって（公衆衛生）の向上及び増進に寄与し、もって国民の健康な生活を確保するものとする。（医師法第1条）

☐ 絶対的欠格事由とは、（未成年）、成年被後見人、被保佐人には免許を与えないことをいう。

☐ 絶対的欠格事由が定められているのは、医師、（歯科医師）、（薬剤師）である。

☐ 医師は診療録を（5年間）保存しなければならない。

歯科医師法

☐ 歯科医師は、歯科医療及び保健指導を掌ることによって（公衆衛生）の向上及び増進に寄与し、もって国民の健康な生活を確保するものとする。（歯科医師法第1条）

☐ 診療に従事する場合、1年以上の（臨床研修）を受けなければならない。

保健師助産師看護師法

☐ 保健師・助産師・看護師は（厚生労働大臣）免許で、准看護師は（都道府県知事）免許である。

☐ （助産師）は、女性のみがなれると規定されている資格である。

薬剤師法

☐ 原則として薬剤師以外の者が（販売・授与）の目的で調剤を行うことを禁じる。

☐ 薬剤師は、医師や歯科医師、獣医師の（処方箋）によらなければ、販売・授与の目的で調剤してはならない。

8 ▶医療従事者の法規 Q&A

Question	Answer
1 柔道整復師は名称独占である。	**1** ☐ ×：業務独占
2 診療放射線技師は名称独占・業務独占の資格である。	**2** ☐ ○
3 保健師は名称独占・業務独占の資格である。	**3** ☐ ×：名称独占のみ
4 准看護師は名称独占・業務独占の資格である。	**4** ☐ ○
5 作業療法士は業務独占の資格である。	**5** ☐ ×：名称独占
6 歯科衛生士は名称独占・業務独占の資格である。	**6** ☐ ○
7 柔道整復師は臨床研修が義務付けられている。	**7** ☐ ×：医師と歯科医師のみ
8 医師の守秘義務は医師法で規定されている。	**8** ☐ ×：刑法
9 診療録の保存期間は3年間である。	**9** ☐ ×：5年間
10 被保佐人には医師免許は与えられない。	**10** ☐ ○
11 准看護師は都道府県知事から免許を受ける。	**11** ☐ ○
12 助産師は女性のみがなれる資格である。	**12** ☐ ○
13 看護師には再教育研修制度がある。	**13** ☐ ○
14 放射線技師は自らの判断で放射線を人体照射できる。	**14** ☐ ×：医師又は歯科医師の指示が必要
15 理学療法士はマッサージをすることが法律で認められている。	**15** ☐ ○
16 理学療法士は、応用的動作能力、社会適応能力の回復を図るため、手芸、工作などの作業を行わせる。	**16** ☐ ×：作業療法士
17 医師は自ら診察しないで処方箋を交付することができる。	**17** ☐ ×：できない（無診察治療等の禁止）。
18 診断書とは医師のみが書けるものである。	**18** ☐ ○

9 ▶ 医療法

☐ 医療法は、医療（施設）及び医療提供の理念に関する基本法規で、医療を受ける者の（利益）の保護、良質かつ適切な（医療）を効率的に提供する体制の確保を図り、国民の健康の保持に寄与することを目的とする。

☐ 医師、歯科医師、薬剤師、看護師その他の医療の担い手は、医療を提供するにあたり、適切な（説明）を行い、医療を受ける者の（理解）を得るよう努めなければならない。

☐ 医療提供施設において診療に従事する医師、歯科医師は必要に応じ、医療を受ける者を他の医療提供施設へ（紹介）、（情報の提供）、その他必要措置を講ずるように努めなければならない。

診療所

☐ 診療所は、患者を入院させるための施設を（有しない）か、（19）人以下の患者を入院するための施設を有すること。

☐ 開設には、①開設地の（都道府県知事）、②保健所を設置する市の市長、③特別区の区長への（届出）または（許可）が必要である。

病院

☐ 病院は、（20）人以上の患者を入院させる施設を有し、開設には開設地の都道府県知事の（許可）が必要である。

地域医療支援病院

☐ 地域医療支援病院は、原則（200）人以上の患者を入院させる施設を有し、開設に都道府県知事の（承認）を必要とする。

☐ （救急医療）を提供する能力を有することを必要とする。

特定機能病院

☐ 特定機能病院は、（400）人以上の患者を入院させる施設を有すること。

☐ 厚生労働大臣の（承認）が必要で、あらかじめ（社会保障審議会）の意見が必要である。

☐ （高度医療）の提供、高度医療技術の開発・評価、高度医療に関する研修を行う能力を有すること。

助産所

☐ 助産所は、妊婦、産婦、褥婦（10）人以上の入所施設を有してはならない。

☐ 助産所の開設者は、嘱託する（医師）及び病院、診療所を定めておく必要がある。

9 ▶医療法 Q&A

Question	Answer
1 医療法の目的に医療を受ける者の利益の保護が含まれる。	**1** ☐ ○
2 医療の担い手は、患者に適切な説明をし、理解を得るように努める必要がある。	**2** ☐ ○
3 診療所は20人以下の患者収容施設を必要とする。	**3** ☐ ×：19人以下
4 医師でない者が診療所を開設する場合、開設地都道府県知事への届出が必要である。	**4** ☐ ×：許可が必要
5 医師が診療所を開設する場合、開設地都道府県知事への届出が必要である。	**5** ☐ ○
6 病院は30人以上の患者入院施設を必要とする。	**6** ☐ ×：20人
7 病院の開設は開設地都道府県知事の許可が必要である。	**7** ☐ ○
8 地域医療支援病院は400人以上の患者入院施設を必要とする。	**8** ☐ ×：原則200人
9 地域医療支援病院の開設には、厚生労働大臣の承認が必要である。	**9** ☐ ×：開設地都道府県知事の承認
10 特定機能病院は500人以上の患者入院施設を必要とする。	**10** ☐ ×：400人以上
11 特定機能病院は救急医療の提供が必要とされる。	**11** ☐ ×：地域医療支援病院
12 特定機能病院は高度医療の提供が必要とされる。	**12** ☐ ○
13 特定機能病院の開設には、社会保障審議会の意見を必要とする。	**13** ☐ ○
14 助産所は9人以下の入所施設でなければならない。	**14** ☐ ○
15 助産所は嘱託する病院を定める義務はない。	**15** ☐ ×：医師、病院を定めておく必要がある。

10 ▶ 患者の権利と個人情報

選択の自由

☐ リスボン宣言は（患者の権利）に関する宣言で、（良質な医療を受ける）権利・選択の自由の権利・（自己決定）の権利など11の権利が出された。

☐ 医師や病院を自由に選択し、（セカンドオピニオン）を求める患者の権利を（選択の自由）の権利といい、第34回世界医師会総会の（リスボン宣言）に盛り込まれた。

☐ 病気の診断・治療に関し主治医以外の医師の意見を求めることを（セカンドオピニオン）という。

☐ 十分な情報を得て医療行為を受けるか否かなどを患者が決定する権利を（自己決定）の権利といい、患者の権利の根幹をなす。

☐ 患者と医師の関係は医師を頂点とする権威主義的な（パターナリズム）から医師と患者が対等な関係である（患者中心）型の医療へと変化した。

インフォームド・コンセント

☐ （アルマアタ）宣言に始まる「患者自身が自己の医療に参加する権利」に関する概念である。

☐ 患者に対する、医師や医療関係者の（説明と同意）である。

☐ インフォームド・コンセントは（医療法）に定められている。

☐ 患者に対する説明や情報は、（医師や医療関係者）の視点ではなく、（患者側）の視点で、患者本人が理解できる言葉で説明しなければならない。

インフォームドアセント

☐ 近年は子供に対する医療行為に関して、保護者とは別に子供の（理解度）に応じてわかりやすく説明し子供の納得を得るべきであるという（インフォームド・アセント）という概念が小児科領域などを中心とし広がっている。

個人情報

☐ 『個人情報保護法』において、（生存する）個人の情報で（氏名）・（生年月日）・その他の情報により特定の個人を識別できるものが（個人情報）に相当する。

☐ 医療機関や介護事業者における個人情報の例として（施術録）・（診療録）・（X線写真）・（処方箋）・（紹介状）・（ケア・プラン）などがあげられる。

☐ 個人情報は（紙媒体）、（電子媒体）に関わらず、また（映像）や（音声）なども個人情報に含まれる。

☐ （医師）・（薬剤師）・（弁護士）などの重大な秘密を扱うものについては業務上知り得た秘密を漏らした場合（刑法）によって罰せられる。

10 ▶ 患者の権利と個人情報 Q&A

1 ジュネーブ宣言は患者の権利に関する宣言である。

1 ☐ ×：ジュネーブ宣言 → リスボン宣言

2 医師のパターナリズムにおいては医師と患者は対等な関係にある。

2 ☐ ×：パターナリズムは医師を頂点とする権威主義的関係のこと

3 パターナリズムは患者の自己決定に関与する。

3 ☐ ×：パターナリズムとは父権主義のことで、自己決定には関与しない

4 医療における近年の患者医師関係は患者中心型医療が中心である。

4 ☐ ○

5 インフォームド・コンセントは医療危機管理の概念である。

5 ☐ ×：アルマアタ宣言による「患者自身が医療に参加する権利」

6 インフォームド・コンセントは自己決定権を持つ患者に対して治療の説明や情報を提供することである。

6 ☐ ○

7 柔道整復師にもインフォームド・コンセントを行う努力義務が課せられている。

7 ☐ ○

8 患者に対する説明は、医療を行う側の立場でできるだけ専門用語を用いて行うべきである。

8 ☐ ×：患者本人が理解できる言葉で説明すること

9 インフォームド・コンセントには病院の経営状態を知る権利も含まれる。

9 ☐ ×：含まれない

10 インフォームド・アセントとは、小児科治療で保護者に対して治療の説明と同意を必要とすることである。

10 ☐ ×：保護者だけでなく子供の理解度に応じてわかりやすく説明し子供の納得を得ること

11 柔道整復師を含め、医療関係者には守秘義務がる。

11 ☐ ○

12 『個人情報保護法』における個人情報には死者の情報も含まれる。

12 ☐ ×：『個人情報保護法』における個人情報は生存する個人の情報である

13 医療機関における個人情報の例として施術録や紹介状などがあげられる。

13 ☐ ○

14 個人情報には映像や音声などの情報も含まれる。

14 ☐ ○

15 柔道整復師は患者情報を患者と家族の同意なく保険会社に開示できる。

15 ☐ ×：保険会社に開示する場合は患者などの同意が必要

165

11 ▶ リスクマネジメント・国民医療費・受領委任払い

リスクマネジメント

☐ リスクマネジメントは（医療危機管理）ともいわれる。

☐ リスクマネジメントは「（回避すべきもの）、（回避できたもの）」のミスを防ぐ危機管理の問題である。

医療事故

☐ 医療従事者の過誤、過失の有無にかかわらず、医療にかかわる（場所）で医療の全過程において発生する（すべて）の人身事故である。

医療過誤

☐ 医療事故の一類型であって、（医療従事者）が医療の遂行において、医療的準則に違反して患者に被害を発生させた行為である。

ヒヤリ・ハット（インシデント）

☐ 患者に被害を及ぼすことはなかったが、日常診療の現場で、（ヒヤリ）としたり、ハッとした経験を有する事例。

インシデントレポート

☐ （医療事故報告）ともいわれる。

医療事故調査制度

☐ 医療事故の（再発防止）により医療の安全を確保することを目的とした（医療事故調査制度）がある。※医療事故の再発防止を目的とし、責任追及を目的としない。

☐ 医療事故調査制度は、（医療法）の改正に盛り込まれた制度で、医療事故が発生した医療機関において（院内調査）を行い、その調査報告を（民間）の第三者機関が収集・分析することで（再発防止）につなげるための仕組みである。

国民医療費とは

☐ 当該年度内の医療機関等における保険診療の対象となり得る傷病の治療に要した費用を推計したものを（国民医療費）という。

☐ 国民医療費には、医科診療や歯科診療にかかる（診療費）、（薬局調剤医療費）、（入院時食事・生活療養費）、（訪問看護医療費）、（療養費）等が含まれる。
※療養費：健康保険の給付対象となる柔道整復師などによる治療費、移送費、補装具など

☐ 国民医療費には高度医療を含む（先進医療）、（入院時室料差額分）、（歯科差額分）、不妊治

療における（生殖補助医療）、（正常な妊娠・分娩）、健康診断、（予防接種）、（義眼・義肢）にかかる費用は含まれない。

国民医療費の現状

☐ 平成28年度の国民医療費は（42）兆1,381億円、人口一人当たりの国民医療費は（33）万2,000円である。

☐ 年により多少の増減はあるが近年の国民医療費は（増加）傾向にある。

国民医療費の財源

☐ 国民医療費の財源別割合は保険料が約（50）％、公費が約（40）％、患者負担が約（10）％である。

☐ 人口の（20％強）に相当する65歳以上が国民医療費の（50）％以上を占めている。

療養費と受領委任払い

☐ 医療保険において医療機関で治療を受ける際、被保険者は原則とし医療費の（3）割を（自己負担分）とし医療機関に支払い、残りの（7）割は（保険者）から医療機関に支払われる。保険者の負担分が（給付）である。

☐ 保険給付には、診察や投薬などの医療行為そのものを給付する（現物給付）と治療にかかった費用を給付する（現金給付）の二つの方法がある。

☐ 健康保険では、原則として（現物給付）が行われるが、やむを得ない事情で、自費で受診したときなど特別な場合に、（療養費）として（現金給付）が行われる。

☐ 柔道整復師による施術の費用は（療養費）に相当する。

☐ 柔道整復師にかかった場合、患者が施術料の全額を柔道整復師に支払い、その後、申請して負担分の払い戻しを受ける方法を（償還払い）という。

☐ 患者自身が負担分だけを整骨院で支払い、施術を行った柔道整復師が代わりに請求を行う方法を（受領委任払い）という。
　※柔道整復師が「受領委任払い」の協定を結んでいれば、医療機関と同様に保険証を使い、一部自己負担で施術が受けられるもの。

☐ 現在多くの整骨院で（受領委任払い）行われている。

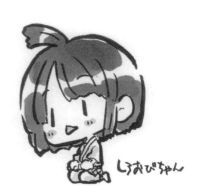

しおびちゃん

Question	Answer
1 リスクマネジメントとは、患者への説明と同意ともいわれる。	**1** ☐ ×：医療危機管理
2 医療事故とは医療従事者が医療の遂行において医療的準則に違反して患者に被害を発生させた行為をいう。	**2** ☐ ×：医療過誤
3 医療過誤とは医療にかかわる場所で医療の全過程において発生するすべての人身事故をいう。	**3** ☐ ×：医療事故
4 医療事故報告をインシデントレポートという。	**4** ☐ ○
5 ヒヤリ・ハットはアクシデントに至った事故報告である。	**5** ☐ ×：未事故だが、ヒヤリとしたハッとした出来事
6 インシデントとは患者に被害を及ぼすことはなかったが、ヒヤリとした出来事をいう。	**6** ☐ ○
7 医療事故の再発防止により医療の安全を確保することを目的とした医療事故調査制度がある。	**7** ☐ ○
8 医療事故調査制度は自己の責任追及を目的とする。	**8** ☐ ×：医療事故の再発防止を目的とし、責任追及を目的としない。
9 医療事故調査制度は医療法の改正に盛り込まれた制度である。	**9** ☐ ○
10 国民医療費に入院時食事・生活医療費は含まれない。	**10** ☐ ×：含まれる。
11 国民医療費に正常な妊娠・分娩に要する費用は含まれない。	**11** ☐ ○
12 国民医療費に健康維持のための健康診断費用が含まれる。	**12** ☐ ×：含まれない。
13 国民医療費には入院時室料差額分が含まれない。	**13** ☐ ○
14 国民医療費に予防接種にかかる費用は含まれない。	**14** ☐ ○
15 国民医療費の財源別割合は公費が最も高い。	**15** ☐ ×：保険料約50%、公費約40%、患者負担約10%

16 国民医療費の財源に被保険者の保険料が含まれる。

16 ☐ ○

17 国民医療費の財源に事業主の保険料は含まれない。

17 ☐ ×：含まれる。

18 国民医療費の財源に患者負担も含まれる。

18 ☐ ○

19 国民医療費の財源に国庫負担金が含まれない。

19 ☐ ×：含まれる。

20 国民医療費は基本的には増加傾向にある。

20 ☐ ○

21 現在の国民医療費は40兆円を下回る。

21 ☐ ×：上回る。

22 平成28年の人口一人当たりの国民医療費は約33万円である。

22 ☐ ○

23 国民医療費の財源別割合では公費負担が60%を超えている。

23 ☐ ×：公費負担は約40%

24 現在、65歳以上が国民医療費の70%以上を占めている。

24 ☐ ×：70%は超えない。

25 医療保険における自己負担割合は原則1割である。

25 ☐ ×：原則3割負担

26 保険給付として治療にかかった費用を給付するものを現物給付という。

26 ☐ ×：現金給付

27 健康保険では、原則として現物給付である。

27 ☐ ○

28 療養費は現物給付である。

28 ☐ ×：療養費は現金給付

29 柔道整復師による施術の費用は療養費に相当する。

29 ☐ ○

30 現在多くの整骨院で償還払い行われている。

30 ☐ ×：償還払い → 受領委任払い

Column

国家試験の勉強法

　効率の良い勉強法とは？　気づけばあと少ししか時間がない！　と焦っている受験生なら一度は考えることだろう。やっと、やる気になって教科書を1ページから読んでみる…。もちろん、最初から理解しようとするのは大事だが、絶対に終わらない。何から手をつけていいかわからない人は、以下の手順でやってみて欲しい。

①**過去問10年分を集めてくる。**

②**生理学の問題、解剖学の問題**…といったように、科目ごとに整理して過去問問題集を作る。できれば、Wordなどに問題を打ち込む。PCがなければノートに問題を写す、貼るでもいいと思う。既成の物があればそれを使っても良いし、時間がなければ数人で手分けしても良いが、どんな問題が出ているか把握するためにも自分でやるのがオススメ。
　問題を覚えるためにも科目ごとに行う方がよい。時間はかかるが頭は使わない単なる作業なので、勉強より楽なはず。ただし、ここで勉強した気にならないように。

③**教科書を使いながら、問題を解く。**この時、作った問題集には何も書き込まない！教科書を開いて調べたら、問題で問われている部分に蛍光ペンなどでチェックを入れておく。問題集とは別に解答集も作っておく。余裕があれば解説も自分で書いておこう。
　この段階で頻出部分が自分でわかると思うので、教科書にチェックを付けた部分を重点的に勉強する。

④**何も見ずに全て正答できるまで、過去問問題集を繰り返し解く。**

　まずは、敵を知ること。また、①は1日、②は2週間で終わらせるなど、大まかな期限も設定しておこう。③、④に時間をかけるようにする。過去問10年分問題を覚えるくらい解けば、合格できるはずだ。祈合格。

柔整国試
でるポとでる問

PART 5　柔道

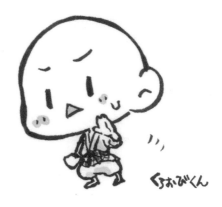

くろおびくん

1 ▶柔道整復師と柔道

柔道の歴史

☐ 柔道の創始者は（嘉納治五郎）師範である。

☐ 柔道の創始年は（明治15）年である。

☐ 柔道発祥の地は（永昌寺＜台東区稲荷町＞）である。

☐ 嘉納師範が修行した主な柔術流派と師匠

柔術流派	師匠
天神真楊流	（福田八之助）、（磯正智）
起倒流	（飯久保恒年）

☐ 柔道は（天神真楊）流、（起倒）流にまなびとった点が多く、技術的な理論は（三略＜中国兵法の書＞）にもある（柔よく剛を制する）ことを中心に残しながらも、(科学)的・(合理)的な観点から改善し、更に（社会）的・（協調）的な態度を養うことのできる内容として体系化し、（柔道）と名づけた。

柔道の理念

☐ 柔道とは、（心身の力）を最も有効に使用する道である。その修業は（攻撃防御）の練習によって、身体精神を（鍛練修養）し、斯道の真髄を体得することである。そうして是によって己を完成し、（世を補益）するのが柔道修業の究竟の目的である。

柔道を表す言葉（精力善用、自他共栄）

☐ 柔道は望ましい（人間形成）を目指したもので、(術)はあくまで手段であり、(道＝自己完成)を極めることが本体であるとした。これを「精力善用」「自他共栄」という言葉で表現した。

☐ 精力善用とは（自己の精力）を及ぶ限り大なる効力を世に顕すことであり、更には広く（世のため）に尽すことである。※精力善用＝心身の力をもっとも有効に働かせる事

☐ 自他共栄とは人間は単独・孤立しては人生を送ることはできない。我々は人間関係を把握して（多数の人）と話し合い助け合いながら（共同）の目的を達成することである。
※自他共栄＝自他ともに社会全体が栄える事

柔道の修業の方法

☐ 柔道の修行は、（形）と（乱取）の2様式の稽古で行われる。

☐ （形）は予め組み立てられた理論に従って順序良く攻防する方法で、攻防の理論を理解したり、（原則的）な技術を学ぶものである。

- □ （乱取り）は、（投技）や（固技）を用いて自由に攻防し合うもので、相手の動きに応じて軽快な進退、機敏な体捌きで身をこなす。一方、（勝負）のみにこだわらず相手を（尊重）する態度や（安全）に留意することが要求される。

- □ 柔道は、『形』と『乱取』2つの方法を両輪のように適宜に活用して、（技術）を磨き、互いに（心身）を鍛え、柔道の理想を体得しようとするものである。

服装・態度

- □ 柔道着のズボンの紐は（上着の裾）から出ないように着る。

- □ 柔道着の帯は（縦）結びにしない。

- □ 帯の結び目は（2）本一緒に結ぶ。

- □ 帯は途中で（ほどけない）ように結ぶ。

- □ 上着の（裾端）ラインは、しっかり重ねる。

- □ 柔道着は、上衣の襟を（左前）に着る。

- □ （ネックレス）、（ミサンガ）、（ピアス）等をつけない。

- □ （マニキュア）、（ネイルアート）等はしない。

- □ （付け爪）はしない。

- □ （爪）は短くする。

- □ （長髪）の場合、髪の毛を束ねている。

- □ （クリップ）や（ヘアピン）は使用しない。

- □ （髪飾り）はつけない。

- □ 極度の（茶髪）、（化粧）、（無精ヒゲ）でない。

礼法

①立礼
- □ 立礼は、まずその方に正対して（直立）の姿勢をとり、次いで上体を自然に曲げ約（30）度両手の指先が膝頭の上・握り拳約（一）握りくらいのところまで体に沿わせて滑りおろし、（敬意）を表する。
  この動作の後、おもむろに上体をおこし、元の姿勢にかえる。この立礼を始めてから終わるまでの時間は、平常呼吸において大体一呼吸約（4）秒である。

- □ 直立（気をつけ）の姿勢は、（両踵）をつけ、足先を約（60）度に開き、（膝）を軽く伸ばして直立し、（頭）を正しく保ち、（口）を閉じ、眼は（正面）の眼の高さを直視し、両腕を自然に垂れ、（指）は軽く揃えて伸ばし（体側）につける。

②坐礼
- [ ] 坐礼は、まずその方に向かって正坐し、次いで、（両肘）を開くことなく両手を両膝のまえ握り拳（二）握りのところにその（人差し）指と（人差し）指とが約（6）センチの間隔で自然に向き合うようにおき、（前額）が両手の上約（30）センチの距離に至る程度に上体を静かに曲げて敬意を表する。
  この動作ののち、静かに上体を起こし、元の姿勢に復する。上体を（前）に曲げるとき（臀部）があがらないように留意する。

- [ ] 正座するには、（直立）の姿勢から、まず（左）足を約（一足長半）ひいて、体を大体垂直に保ったまま、（左）膝を（左）足先があった位置におろす（爪立てておく）。次いで、（右）足を同様にひいて爪立てたまま（右）膝をおろす【この場合、両膝の間隔は大体握り拳（二）握りとする】。次いで、両膝の爪先を伸ばし、両足の（親）指と（親）指とを重ねて（臀部）をおろし、体をまっすぐに保って坐る。この場合、両手は両大腿の付け根に引きつけて指先をやや（内側）に向けておく。

- [ ] 正座から立ち上がるには、まず上体を起こして両足先を（爪立て）、次いで坐るときと反対に、（右）膝を立て（右）足を（右）膝頭の位置に進め、次いで（右）足に体重を移して立ち上がり、（左）足を（右）足に揃えて直立の姿勢に復する。

③拝礼
- [ ] 拝礼は、（敬礼）と同様な方法であるが、体の前に曲げる度が（深く）、立礼の場合は体を前に自然に約（45）度に曲げ、両手は（膝頭）まで滑りおろし、坐礼の場合は、両手の（人差し）指と（人差し）指、（拇）指と（拇）指とが接するようにし、（前額）を両手の甲に接するまで体を前に曲げ（両肘）をつけ敬意を表する。

受身

- [ ] 受身とは、投げられたときの（衝撃）を和らげるための技術です。

- [ ] 受身の種類には（前）受身・（後）受身・（横）受身・（前方回転）受身の4種類がある。

- [ ] 前方回転受身の実施法および注意点

（手のつき方）
・手は（手掌）側をつき、手と足を（逆）につかない。

（回転）
・頭を入れて（前転）するように廻らない。
・（頭）をついて廻らない。
・スムーズに廻れ、（肩）や（腰）を打たない。

（姿勢）
・足を（揃えて）立つ。足の受身を取り、その後（自然本体）となる。
・（手）を強く打つ。
・（手）と（足）を一緒につく。バラバラにつかない。

1 ▶柔道整復師と柔道 Q&A

Question	Answer
1 柔道の創始者は嘉納治五郎師範である。	**1** ☐ ○
2 柔道の創始年は昭和15年である。	**2** ☐ ×：明治15年
3 発祥の地は清水寺（東山区清水）である。	**3** ☐ ×：永昌寺（台東区稲荷町）
4 嘉納治五郎師範が修行した柔術流派に天神真楊流と起倒流がある。	**4** ☐ ○
5 嘉納治五郎師範の師匠は福田八之助（天神新楊流）1名である。	**5** ☐ ×：天神真楊流：福田八之助、磯正智 起倒流：飯久保恒年の3名である
6 柔道の技術的な理論は三略（中国兵法の書）にもある「柔よく剛を制する」ことを中心に残している。	**6** ☐ ○
7 柔道の技術的な理論は科学的な観点は重要でない。	**7** ☐ ×：科学的・合理的な観点から改善する
8 柔道は体の力を最も有効に使う道である。	**8** ☐ ×：体の力だけでなく、心も入る。心身の力を最も有効に使用する道である
9 柔道の修行は攻撃することにより身体精神を鍛練修養できる。	**9** ☐ ×：攻撃のみならず攻撃防御の練習の結果、身体精神を鍛練修養できる
10 柔道は望ましい人間形成を目指したもので「術」を極めることが本体である。	**10** ☐ ×：「術」は手段、「道」を極めることが本体である
11 精力善用は自己の能力を磨き、世の中の役に立つように尽くすという意味である。	**11** ☐ ○
12 自他共栄は単独で人生を送り、個の力で目的を達成することをいう。	**12** ☐ ×：互いに信頼し、助け合いながら共同の目的を達成することである
13 柔道の修行は1様式の稽古で行われる	**13** ☐ ×：2様式、形と乱取り
14 形は予め組み立てられた理論に従って順序良く攻防する方法である。	**14** ☐ ○
15 形は防御の理論を理解し、原則的な技術を学ぶものである。	**15** ☐ ×：攻防の理論を理解する
16 乱取りは理論的に組み立てられたものである。	**16** ☐ ×：自由に攻防する修行方法である

17 乱取りは投げ技や固技を用いて攻防する。

17 □ ○

18 乱取りでは、相手の動きに応じて軽快な進退、機敏な体捌きで身をこなす。

18 □ ○

19 乱取りは勝負のみにこだわることが要求される。

19 □ ×：相手を尊重する態度や安全に留意することが要求される

20 柔道は、乱取りを中心に技術を磨き、心身を鍛え、理想を体得しようとするものである。

20 □ ×：乱取りだけでなく形も活用する

21 ズボンの紐は上着からでないように結ぶ。

21 □ ○

22 ズボンの紐は後ろで結ぶ。

22 □ ×：前

23 ズボンはくるぶしから10センチ以内のものを着用する。

23 □ ×：5センチ以内

24 帯は先が上下にいくように結ぶ。

24 □ ×：先が横にでるように結ぶ

25 帯の結び目は2本一緒に結ぶ。

25 □ ○

26 帯の結び目から先の長さは10センチ未満が望ましい。

26 □ ×：20センチ程度が望ましい

27 上衣は臀部を覆う程度の長さが必要である。

27 □ ○

28 装飾品（ネックレス、ピアス、ミサンガなど）を身につけて試合に出場できない。

28 □ ○

29 女子は上衣の下に半袖丸首のシャツ（白）を着用する。

29 □ ○

30 長髪の場合、クリップやヘアピンを使用し髪をとめる。

30 □ ×：クリップやヘアピンは使用しない

31 立礼は直立の姿勢から始める。

31 □ ○

32 立礼をする際、上体の角度は約90°とする。

32 □ ×：自然に前に曲げる（約30°）

33 立礼の際、指先は膝頭上・握り拳約一握りくらいのところまで滑りおろす。

33 □ ○

34 立礼を始めてから終わるまでの時間は、平常呼吸において大体一呼吸（約4秒）である。

34 □ ○

35 直立（気をつけ）の姿勢は、両踵をつけ、足先を約30°に開く。

35 □ ×：足先を約60°に開く

36 正座の仕方は、まず右足を一足長半ひいてから膝をおろす。	36 □	×：左足を一足長半ひく
37 正座をした時、膝と膝との間は、握り拳一握りとする。	37 □	×：握り拳二握りとする
38 坐礼は両手を両膝の前、握り拳二握りのところまで出す。	38 □	○
39 坐礼は前額が両手の上約5cmの距離まで下げる。	39 □	×：前額が両手の上約30cmの距離まで下げる
40 正座から立ち上がるには、まず上体を起こして両足元を爪立てる。	40 □	○
41 正座から立ち上がる際は、左足から立ち上がる。	41 □	×：右足から立ち上がる
42 拝礼は敬礼（立礼）より体を曲げる角度が大きい。	42 □	○：拝礼は約45°前に曲げる
43 拝礼（坐礼）をする際は前額を両手の甲に接するまで体を前に曲げる。	43 □	○
44 拝礼（坐礼）の場合両手の拇指と拇指が接するようにする。	44 □	○
45 受身の種類は後受身・前方回転受身の2種類である。	45 □	×：前受身・後受身・横受身・前方回転受身
46 前方回転受身の手のつき方は手背側を畳につける。	46 □	×：手掌側
47 右前方回転受身は右自然体から始める。	47 □	○
48 前方回転受身は頭を入れて前転するように廻る。	48 □	×：頭を入れず、前転するように廻らない
49 前方回転受身は頭をついて廻らない。	49 □	○
50 前方回転受身は肩をついて廻る。	50 □	×：肩や腰を打たないように回転する
51 右前方回転受身から立つときは右足を前に出す。	51 □	×：立ったら自然本体となる
52 前方回転受身は手で畳を強く打つ。	52 □	○
53 前方回転受身は手と足を一緒に畳につく。	53 □	○
54 前方回転受身はコンパクトに廻ることを意識する。	54 □	×：大きな受身をとる

MEMO

当社「でるポとでる問」特設ページでは、出版後に判明した誤りの他、書籍
には収録していない問題等、最新の国家試験対策に有益な情報を公開して
います。
https://www.roundflat.jp/derupo/

柔道整復師国家試験対策

でるポとでる問

増補改訂第2版
【中巻】柔道整復理論・包帯固定学・関係法規・柔道

発行日　2018年11月17日　初版第1刷
　　　　2021年10月30日　増補改訂第2版第2刷
著　者　小笠原史明、井手貴治、桑野幸仁、中嶋真司、早川雅成、
　　　　阿部浩明、馬場泰行、尾藤何時夢 他
発行者　濱野　実
発行所　有限会社ラウンドフラット
　　　　〒162-0064　東京都新宿区市谷仲之町2-44
　　　　URL https://www.roundflat.jp/

©RoundFlat 2021

ラウンドフラット 好評書

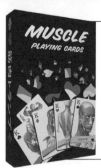

NEW

MUSCLE PLAYING CARDS
筋肉トランプ 改訂版

54枚のカードそれぞれに個別の筋肉が描かれたトランプ。日本語と英語の筋名を表記。漢字はふりがな付き。綺麗なCG筋肉イラストがゲームを盛り上げます。遊びながら筋肉を覚えよう！

編＝「筋肉のこと知ってますか？」検定運営委員会
トランプ＝54枚別絵柄／キャラメル箱入り
価格＝1,800円＋税

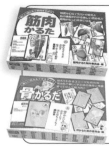

大人気

筋肉かるた／骨かるた

■筋肉かるた
楽しい読み札と精緻なCG筋肉イラストの絵札のセット。絵札の裏面には解剖情報が満載
筋肉かるた制作委員会・編
かるた＝読み札45枚／絵札45枚、紙箱入り
価格＝1,800円＋税

■骨かるた
筋肉かるたに続く「骨かるた」45枚の絵札全てに別絵柄の骨をデザイン。読み札はそれぞれの骨に関連した楽しい内容。
編＝骨かるた制作委員会
かるた＝読み札45枚／絵札45枚、紙箱入り
価格＝1,800円＋税

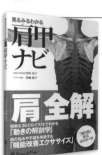

好評 **BOOK**

見るみるわかる
肩甲ナビ

「肩甲骨」をはじめとした肩まわりの骨と筋の解剖学、運動学と機能改善エクササイズを、多くの3DCGイラストと写真で紹介する「運動器ナビ」シリーズの第2弾「肩」編

第1章 肩をつくる骨／第2章 肩をつくる筋／第3章 肩の動き
第4章 肩について知っておきたいこと―よくある肩の悩みや不調
第5章 肩のタイプとチェック法／第6章 肩のタイプ別エクササイズ 他

総監修・解剖学監修＝竹内 京子
エクササイズ監修＝宮﨑 尚子
書籍＝B5判／208頁／4色／肩の筋ポスター付
定価＝3,200円＋税

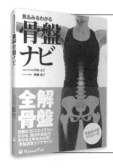

好評4刷 **BOOK**

見るみるわかる
骨盤ナビ

「骨盤」の筋骨格の解剖学と運動、「ゆがみ」や「ゆるみ」を改善する機能改善エクササイズを精緻な3DCGイラストと写真で紹介。骨盤のすべてがわかる本

総監修・解剖学監修＝竹内 京子
エクササイズ監修＝岡橋 優子
書籍＝B5判／189頁／4色／男女の骨盤ポスター付
定価＝3,200円＋税

【読者の声】解剖学の知識はどうしても丸暗記になりがち。この本はきれいなイラストを見ているだけで、いつのまにか解剖のイメージができあがっていました。

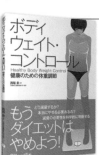

好評 **BOOK**

もうダイエットはやめよう！
ボディウェイト・コントロール
健康のための体重調節

「部分やせ」はできるの？ 肥満の原因は「食べ過ぎ」？ 減量の必要性を客観的に判断し、運動による減量法を科学的エビデンスに基づいて解説

著＝西端 泉
書籍＝B5判／120頁／2色／図表多数
定価＝1,800円＋税

【読者の声】科学的な説明があるので、今まで私がダイエットに失敗した理由がわかりました

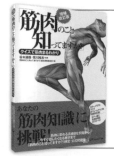

改訂版 NEW **BOOK**

「筋肉のこと知ってますか？」
クイズで筋肉まるわかり 増補改訂版

あなたの「筋肉知識」に挑戦！
筋肉に対するちょっとした疑問から、今すぐ話したくなる雑学まで、筋肉のすべてがわかる筋肉問題集。「筋肉を知り、生活をもっと豊かに」をモットーに、筋肉と健康やフィットネスに関する問題を厳選。改訂版ではカラーイラストと問題が大幅追加！

監修＝谷本道哉、荒川裕志
編＝「筋肉のこと知ってますか？」検定運営委員会
書籍＝A5判／1色・96頁、4色・32頁／全身筋ポスター付
定価＝1,400円＋税

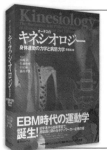

好評5刷 **BOOK** **DVD**

オーチスのキネシオロジー
身体運動の力学と病態力学 原著第2版

EBM時代の運動学誕生。従来の機能解剖学的な内容に加え、バイオメカニクスの視点から運動器を捉えた大著。骨盤や嚥下など、類書にはない項目も詳述。臨床との関連トピックも豊富に収録した。初学者から臨床家まで、運動器に関わるボディワーカー必携の書

著者＝Carol A. Oatis
監訳＝山崎 敦、佐藤 俊輔、白星 伸一、藤川 孝満
書籍＝A4変形／976頁／2色
DVD＝100分／カラー／ステレオ／日本語音声
定価＝12,000円＋税

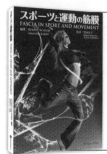

NEW **BOOK**

スポーツと運動の筋膜

"Fascia in Sport and Movement"の完全翻訳版。筋膜研究の第一人者による筋膜の最新理論からスポーツ動作への応用まで網羅。

目次（一部抜粋）
全身の張力ネットワークとしての筋膜：解剖学、生体力学および生理学／筋筋膜間の張力伝達／生理学と生化学／筋膜フィットネス／ヨガにおける筋膜のかたち／筋膜に指向したピラティス・トレーニング

編著＝Robert Schleip and Amanda Baker
監訳＝竹内 京子
書籍＝B5判／296頁／全頁4色／イラスト・参考文献多数
定価＝6,800円＋税

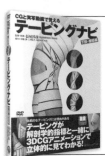

DVD

CGと実写動画で覚える
テーピングナビ

皮下の解剖学を3DCGで立体的に説明。実写とCGアニメを交互に見ることで、実写だけでは分からなかったテーピングのポイントを確実にマスターできる

監修・指導＝長尾 彦彦
協力＝伊藤 譲、二神 弘子
DVD＝60分／カラー／ステレオ
価格＝6,800円＋税

【読者の声】皮下の構造を理解でき、より自信をもってテーピングできるようになった

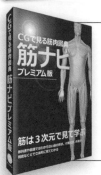

PC ソフト

CGで見る筋肉図典
筋ナビ プレミアム版

筋は3次元で見て学ぶ。全身177の筋を立体的に表示する解剖学ソフト。プレゼン機能、画像出力機能付き

監修＝村上徹
PCソフト＝Windows専用
定価＝18,000円＋税

廉価版（筋ナビ1.01）もあります。
価格＝4,800円＋税

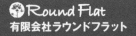
Round Flat
有限会社ラウンドフラット

〒162-0064 東京都新宿区市谷仲之町 2-44
TEL: 03-3356-5726　FAX: 03-3356-5736　https://www.roundflat.jp/